Terug na Die Basies

Verken Die Voordele van 'n Paleodieet deur 100+ Resepte

Jabulani Nkabinde

inhoud

Geroosterde strip steak met gekapte wortelgroente hash 10
Asiatiese bees- en groentemengsel 12
Sederfilet met Asiatiese slaai en slaai 14
Gebakte Tri-Tip Steak Blomkool Pepperonata 17
Plat steak au poivre met sampioen Dijon sous 19
steaks 19
sous 19
Geroosterde plat steak met chipotle gekaramelliseerde uie en salsa slaai 22
steaks 22
salsa slaai 23
Gekarameliseerde uie 24
Geroosterde ribeyes met kruie-uie en knoffelbotter 26
Ribeye-slaai met geroosterde beet 28
Koreaanse-styl kort ribbetjies met gestoomde gemmerkool 30
Bees kortrib met sitrus vinkel gremolata 33
ribbes 33
Gebakte pampoen 33
Gremolata 33
Sweedse styl beespatties met mosterddille komkommerslaai 36
komkommerslaai 36
beesvleis patties 36
Gesmoorde beeshamburger met geroosterde wortelgroente op rucola 40
Geroosterde bees hamburger met sesam-kors tamaties 43
Burger op 'n stokkie met baba ghanoush dip 45
Rokerige gevulde soetrissies 47
Bisonburger met cabernet uie en rucola 50
Bison- en lamsbrood op chard en patats 53
Bison frikkadelle met appelbessiesous en zucchini Pappardelle 56
frikkadelle 56
Appel-en-bessiesous 56
Courgette pappardelle 57

Bison en Bolognese porcini met gebraaide knoffel spaghetti stampmielies 59
Bison Chili con Carne 62
Marokkaanse gekruide bison steak met geroosterde suurlemoen 64
Herbes de Provence Gerasperde bison-entreloin 66
Koffie-gesmoorde bison kortrib met mandaryn Gremolata en selderywortelpasta 68
marinade 68
stomende 68
Bees been sous 71
Gerasperde varkskouer op Tunisiese speserye met pittige patat-frites 73
varkvleis 73
slaptjips 73
Kubaanse geroosterde varkskouer 76
Geroosterde varkvleis met Italiaanse speserye en groente 79
Slow Cooker Vark Mole 81
Vark- en pampoenbredie gegeur met komyn 84
Vrugtegevulde lendenes met brandewynsous 86
geroosterde vleis 86
brandewyn sous 86
Porchetta-styl gebraaide varkvleis 89
Tomatillo-gesmoorde varklende 91
Varkfilet gevul met appelkose 93
Varkfilet met kruiekors en bros knoffelolie 95
Indiese gekruide varkvleis met klapperpansous 97
Vark scaloppini met gekruide appels en kastaiings 98
Vark Fajita roerbraai 101
Varkfilet met portwyn en pruime 103
Moo Shu-styl varkvleis in slaaibakkies met vinnige gemarineerde groente 105
Ingelegde groente 105
varkvleis 105
Varktjoppie met makadamianeute, salie, vye en patatpuree 107
Geroosterde roosmaryn laventel varktjop met druiwe en geroosterde okkerneute
.... 109
Varktjop alla Fiorentina met geroosterde broccoli Rabe 111
Geroosterde kalkoen met knoffelpuree 114
Gevulde kalkoenborsie met pestosous en roketslaai 117

Gekruide kalkoenborsie met kersie BBQ sous 119
Kalkoenfilet in wyn gebraai 121
Pangebraaide kalkoenbors met grasuie Scampisous 124
Gesmoorde kalkoenboud met wortelgroente 126
Pittige kalkoenbrood met gekarameliseerde uie-ketchup en gebraaide koolskywe
.... 128
Turkye Posole 130
hoenderbeenbouillon 132
Groen harissa salm 135
Salm 135
Harissa 135
Gekruide sonneblomsaad 135
slaai 136
Geroosterde salm met gemarineerde artisjokslaai 139
Vinnig geroosterde Chileense salie salm met groen tamatiesalsa 141
Salm 141
Groen tamatiesalsa 141
Gebakte salm en aspersies en papillote met suurlemoenhazelnootpesto 144
Pittige salm met sampioen-appelpansous 146
Tong en papillot met gekrimpte groente 149
Arugula Pesto Fish Tacos met Smoky Lime Cream 151
Amandelkorsbasis 153
Geroosterde kabeljou en zucchini-pakkies met pittige mango basiliekruid sous .. 156
Kabeljou geposjeer in Riesling met tamaties gevul met pesto 158
Gebraaide kabeljou met pistache en koljander oor fyngemaakte patats 160
Roosmaryn tangerine kabeljou met geroosterde broccoli 162
Kerrie kabeljou slaai wraps met ingelegde radyse 164
Gebakte skelvis met suurlemoen en vinkel 166
Cajun-styl pekanneutsnapper met tartaarsous, okra en tamatie 168
Dragon tuna patties met avokado-suurlemoen aïoli 171
Gestreepte bas-tagine 174
Heilbot in Knoffel Garnale Sous met Soffrito Collard Greens 176
Seekos bouillabaisse 179
Klassieke garnale ceviche 182
Klapper garnale spinasie slaai 185

Tropiese garnale en kammossel ceviche 187
Jamaikaanse garnale met avokado-olie 189
Garnale met verlepte spinasie en radicchio 191
Krapslaai met avokado, pomelo en jicama 193
Cajun Kreefstert kook met Dragon Aioli 195
Clam frites met saffraan aïoli 197
Pastinaak patat 197
Saffraan Aioli 197
dop   197
Gebraaide mossels met wortelgeur 200
Geroosterde sint-jakobsschelp met komkommerdille salsa 203
Gebakte mossels met tamatie, olyfolie en kruiesous 206
Kammossels en sous 206
slaai   206
Blomkool gerooster in komyn met vinkel en pêrel uie 208
Dik tamatie en eiervrug sous met spaghetti stampmielies 210
Gevulde Portobello-sampioene 212
Gebraaide radicchio 214

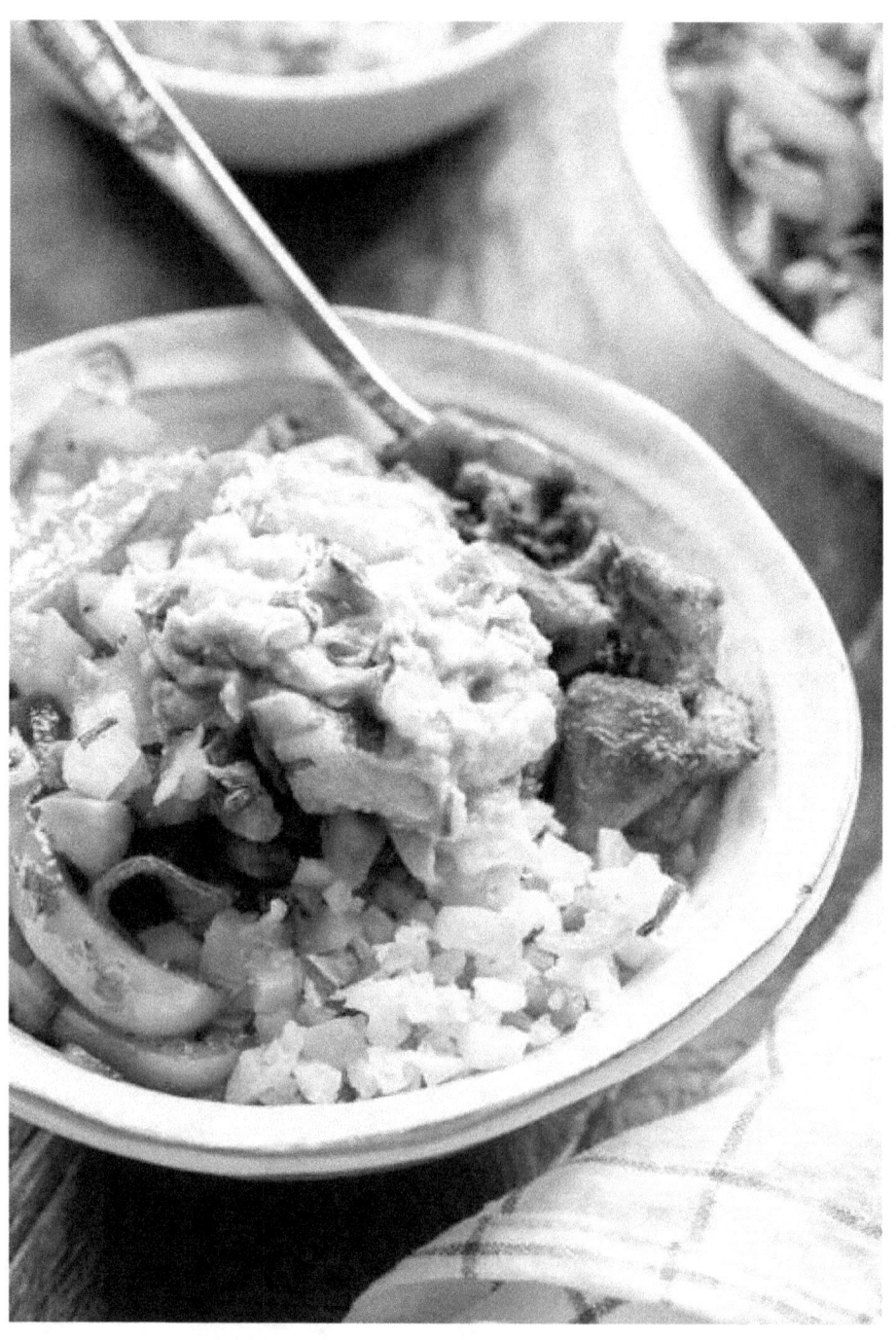

GEROOSTERDE STRIP STEAK MET GEKAPTE WORTELGROENTE HASH

VOORBEREIDING:20 minute staan: 20 minute braai: 10 minute staan: 5 minute Bereiding: 4 porsies

DIE TEKSTUUR VAN DIE STEAK IS BAIE SAG,EN DIE KLEIN STROOK VET AAN DIE EEN KANT VAN DIE STEAK WORD BROS EN ROKERIG OP DIE ROOSTER. MY DENKE OOR DIERVET HET VERANDER SEDERT MY EERSTE BOEK. OM BY DIE BEGINSELS VAN DIE PALEO DIEET® TE HOU EN VERSADIGDE VETTE BINNE 10-15 PERSENT VAN JOU DAAGLIKSE KALORIE-INNAME TE HOU, VERHOOG NIE JOU RISIKO VAN HARTSIEKTES NIE - TROUENS, DIE TEENOORGESTELDE KAN WAAR WEES. NUWE INLIGTING DUI DAAROP DAT DIE VERHOGING VAN LDL-CHOLESTEROL EINTLIK SISTEMIESE INFLAMMASIE, 'N RISIKOFAKTOR VIR HARTSIEKTES, KAN VERMINDER.

- 3 eetlepels ekstra suiwer olyfolie
- 2 eetlepels gerasperde vars peperwortel
- 1 teelepel fyngekapte lemoenskil
- ½ teelepel gemaalde komyn
- ½ teelepel swartpeper
- 4 snye steak (ook bekend as top chop), sny sowat 1 cm dik
- 2 medium pastinaak, geskil
- 1 groot patat, geskil
- 1 medium raap, geskil
- 1 of 2 salotte, fyn gekap
- 2 knoffelhuisies, fyn gekap

1 eetlepel gekapte vars tiemie

1. Meng in 'n klein bak 1 eetlepel olie, peperwortel, lemoenskil, komyn en ¼ teelepel peper. Smeermengsel steak; bedek en laat staan by kamertemperatuur vir 15 minute.

2. Kap in hierdie tyd die pastinaak, patats en aartappels vir die hash met 'n boksrasper of 'n voedselverwerker met 'n kapmes. Plaas gekapte groente in 'n groot bak; Voeg sjalotte by. In 'n klein bak, kombineer die oorblywende 2 eetlepels olie, die oorblywende ¼ teelepel peper, knoffel en tiemie. drup oor groente; draai om deeglik te meng. Vou 'n 36-by-18-duim stuk swaardiens-foelie in die helfte om 'n dubbel-dikte 18-by-18-duim foelie te skep. Plaas die groentemengsel in die middel van die foelie. Speld die teenoorgestelde rande van die foelie vas en verseël met 'n dubbelvou. Vou die oorblywende rande op om die groente heeltemal toe te sluit en laat ruimte vir stoom.

3. Vir houtskool- of gasbraaiers, plaas steaks en foeliepakkies direk op roosterrak oor medium-hoë hitte. Bedek die steaks en rooster vir 10 tot 12 minute vir medium-skaars (145 ° F) of 12 tot 15 minute vir medium (160 ° F). Draai een keer halfpad deur kook. Rooster die pakkie vir 10-15 minute of totdat die groente sag is. Laat die steaks vir 5 minute sit terwyl die groente gaar is. Verdeel groentehasj tussen vier opdienborde; Top met steaks.

ASIATIESE BEES- EN GROENTEMENGSEL

VOORBEREIDING: 30 minute kook: 15 minute voorbereiding: 4 porsies

FIVE SPICE POWDER IS 'N SOUTVRYE SPESERYMENGSELWYD GEBRUIK IN CHINESE KOMBUIS. DIT WORD GEMAAK VAN GELYKE VERHOUDINGS GEMAALDE KANEEL, NAELTJIES, VINKELSAAD, STERANYS EN SZÉCHWANI-PEPER.

- 1½ pond ontbeende beeshaas of ronde steak sonder beesvleis, 1 duim dik gesny
- 1½ teelepels vyf speserye poeiers
- 3 eetlepels verfynde klapperolie
- 1 klein rooi ui in dun skywe gesny
- 1 klein bos aspersies (ongeveer 12 onse), afgewerk en in 3-duim-stukke gesny
- 1½ koppies oranje en/of geel wortels, gesny
- 4 knoffelhuisies, fyn gekap
- 1 teelepel fyngekapte lemoenskil
- ¼ koppie vars lemoensap
- ¼ koppie vleisbeenbouillon (sien<u>resep</u>) of beesvleissop sonder bygevoegde sout
- ¼ koppie wit asyn
- ¼-½ teelepel fyngemaakte rooipeper
- 8 koppies grofgekapte napa-kool
- ½ koppie ongesoute, gesnyde amandels of ongesoute kasjoeneute, grof gekap, gerooster (sien Wenk, bladsy 57)

1. Indien verkies, vries die beesvleis gedeeltelik vir makliker sny (ongeveer 20 minute). Sny die beesvleis in baie dun skywe. In 'n groot bak, kombineer die beesvleis en vyf speserye poeier. Verhit 1 eetlepel klapperolie oor medium-hoë hitte in 'n groot wok of ekstra groot pan. Voeg die helfte van die beesvleis by; kook en roer vir 3-5 minute of tot bruin. Plaas die beesvleis in 'n bak. Herhaal met oorblywende beesvleis en nog 1 eetlepel olie. Voeg die beesvleis by die bak saam met die ander gaar beesvleis.

2. Voeg die oorblywende 1 eetlepel olie in dieselfde wok by. voeg uie by; bring tot kookpunt en roer vir 3 minute. Voeg aspersies en wortels by; kook en roer vir 2-3 minute of totdat die groente bros-sag is. Voeg knoffel by; kook en roer vir nog 1 minuut.

3. Vir die sous, meng die lemoenskil, lemoensap, vleisbeenbouillon, asyn en fyngemaakte rooipeper in 'n klein bakkie. Voeg die sous en al die beesvleis met sy sappe in 'n bak by die groente in die wok. Kook en roer vir 1-2 minute of tot deurwarm. Gebruik 'n gaatjieslepel en voeg beesvleis en groente by 'n groot bak. Bedek om warm te bly.

4. Kook die sous onbedek op medium-hoë hitte vir 2 minute. Voeg kool by; kook en roer vir 1-2 minute of totdat die kool net verlep is. Verdeel die kool en al die kooksappe oor vier borde. Top eweredig met beesvleismengsel. Besprinkel met okkerneute.

SEDERFILET MET ASIATIESE SLAAI EN SLAAI

WEEK:1 uur Bereiding: 40 minute Braai: 13 minute Staan: 10 minute Bereiding: 4 porsies.

NAPA-KOOL WORD SOMS CHINESE KOOL GENOEM.PRAGTIGE, ROOMKLEURIGE BLARE MET HELDER GEELGROEN PUNTE. DIT HET 'N DELIKATE, SAGTE GEUR EN TEKSTUUR - BAIE ANDERS AS DIE WASAGTIGE BLARE VAN RONDE KOOL - EN IS, NIE VERBASEND NIE, 'N NATUURLIKE IN ASIATIESE-STYL KOOKKUNS.

- 1 groot sederbord
- ¼ ons gedroogde shiitake-sampioene
- ¼ koppie okkerneutolie
- 2 teelepels fyngekapte vars gemmer
- 2 teelepels gemaalde rooipeper
- 1 teelepel gemaalde Seschanpeper
- ¼ teelepel vyf-speserye poeier
- 4 knoffelhuisies, fyn gekap
- 4 4- tot 5-ounce-entreloin steaks, gesny ¾- tot 1-duim dik
- Asiatiese koolslaai (sien<u>resep</u>, hieronder)

1. Plaas die roosterbord in water; gewig en week vir ten minste 1 uur.

2. Gooi intussen kookwater oor die gedroogde sjiitake-sampioene in 'n klein bakkie vir die Asiatiese smeer. Laat rehidreer vir 20 minute. Dreineer die sampioene en plaas in 'n voedselverwerker. Voeg die neutolie, gemmer, fyngedrukte rooipeper, Szechuan-peperkorrels, vyfspeserypoeier en knoffel by. Bedek

en verwerk totdat die sampioene opbreek en die bestanddele gekombineer is. sit dit eenkant.

3. Maak die roosterbord leeg. Vir 'n houtskoolrooster, plaas medium-warm kole om die omtrek van die rooster. Plaas die bord direk oor die kole op die gaarrooster. Bedek en rooster vir 3-5 minute, of totdat die bord kraak en begin rook. Plaas die steaks direk op die kole op die rooster. Rooster vir 3-4 minute of tot bruin. Plaas die steaks oor na die snyplank, geskroeide kant na bo. Plaas die bord in die middel van die rooster. Verdeel die Asiatiese Slather tussen die steaks. Bedek en rooster vir 10 tot 12 minute, of totdat 'n kitsleestermometer wat horisontaal in die steak geplaas is, 130 ° F lees. (Vir 'n gasbraaier, voorverhit rooster. Verminder hitte tot medium-laag. Plaas gedreineerde plank op roosterrak; bedek en rooster 3-5 minute of tot plank kraak en begin rook. Braai steaks vir 3-4 minute, of tot op die bakrak geplaas. Plaas die steaks op 'n bord, geskroeide kant na bo. Stel die rooster vir indirekte gaarmaak. Plaas 'n steakbord oor die afgeskakelde brander. Smeer smeer op die steak. Bedek en rooster vir 10-12 minute of totdat 'n kitsleestermometer wat horisontaal in die steak geplaas is, 130°F lees.)

4. Verwyder die steaks van die rooster. Bedek die steaks losweg met foelie; Laat staan vir 10 minute. Sny die steaks in ¼ duim dik skywe. Sit steak voor saam met Asiatiese koolslaai.

Asiatiese koolslaai: Sny 1 medium napa-kool in 'n groot bak in dun skywe. 1 koppie gekapte rooikool; 2 wortels, geskil en in julienne-repies gesny; 1 rooi of geel soetrissie, ontpit en baie dun gesny; 4 sprietuie, dun gesny; 1-2 serrano-rissies, ontpit en gekap (sien<u>wenk</u>); 2 eetlepels gekapte koljander; en 2 eetlepels gekapte kruisement. Vir die slaaisous, kombineer 3 eetlepels vars lemmetjiesap, 1 eetlepel gerasperde vars gemmer, 1 gemaalde knoffelhuisie en ⅛ teelepel vyfspeserypoeier in 'n voedselverwerker of blender. Bedek en meng tot glad. Met die verwerker aan die gang, voeg ½ koppie okkerneutolie geleidelik by en meng tot glad. Voeg 1 dun gesnyde sprietuie by die slaaisous. Sprinkel koolslaai oor en bedek.

GEBAKTE TRI-TIP STEAK BLOMKOOL PEPPERONATA

VOORBEREIDING: 25 minute kook: 25 minute voorbereiding: 2 porsies

PEPERONATA ISTRADISIONEEL 'N STADIG-GEKOOKTE RAGOUTSOETRISSIES MET UIE, KNOFFEL EN KRUIE. GEMAAK MET HARTLIKE BLOMKOOL, HIERDIE VINNIG-GEROOSTERDE WEERGAWE DIEN AS BEIDE 'N VOORGEREG EN BYKOS.

2 4- tot 6-ons driepunt-steaks, gesny ¾ tot 1 duim dik

¾ teelepel swartpeper

2 eetlepels ekstra suiwer olyfolie

2 rooi en/of geel soetrissies, ontpit en in skywe gesny

1 sjalot, dun gesny

1 teelepel Mediterreense speserye (sien<u>resep</u>)

2 koppies klein blomkoolblommetjies

2 eetlepels balsamiese asyn

2 teelepels vars tiemie

1. Droog die steaks met 'n papierhanddoek. Sprinkel die steaks met ¼ teelepel swartpeper. Verhit 1 eetlepel olie in 'n groot pan oor medium-hoë hitte. Voeg steaks by pan; Verminder hitte tot medium. Kook medium-skaars (145 ° F) vir 6-9 minute, draai af en toe om. (As die vleis te vinnig verbruin, verlaag die hitte.) Verwyder die steaks uit die pan. Bedek losweg met aluminiumfoelie om warm te hou.

2. Voeg die oorblywende 1 eetlepel olie by die pan vir die pepperonata. Voeg die paprika en die sjalot by.

Sprinkel Mediterreense geurmiddels oor. Kook oor matige hitte vir sowat 5 minute of tot die soetrissies sag is, roer af en toe. Voeg die blomkool, balsamiese asyn, tiemie en oorblywende ½ teelepel swartpeper by. Bedek en kook vir 10-15 minute of tot die blomkool sag is, roer af en toe. Plaas die steaks terug in die pan. Gooi die pepperonata-mengsel oor die steaks. Bedien dadelik.

PLAT STEAK AU POIVRE MET SAMPIOEN DIJON SOUS

VOORBEREIDING:15 minute kook: 20 minute voorbereiding: 4 porsies

HIERDIE FRANS-GEÏNSPIREERDE STEAK MET SAMPIOENSOUSDIT KAN BINNE NET MEER AS 30 MINUTE OP DIE TAFEL WEES - WAT DIT 'N GOEIE KEUSE MAAK VIR 'N VINNIGE NAWEEKAANDETE.

STEAKS
- 3 eetlepels ekstra suiwer olyfolie
- 1 kilo klein aspersiespiese, gesny
- 4 6-ons-entreloin steaks (ontbeen);
- 2 eetlepels gekapte vars roosmaryn
- 1½ teelepels gekraakte swartpeper

SOUS
- 8 onse gesnyde vars sampioene
- 2 knoffelhuisies, fyn gekap
- ½ koppie vleisbeenbouillon (sien<u>resep</u>)
- ¼ koppie droë witwyn
- 1 eetlepel Dijon-mosterd (sien<u>resep</u>)

1. Verhit 1 eetlepel olie in 'n groot pan oor medium-hoë hitte. Voeg aspersies by; Kook vir 8-10 minute of tot bros, draai die spiese af en toe om te keer dat dit aanbrand. sit aspersies op 'n bord; Bedek met foelie om warm te hou.

2. Sprinkel die steaks met roosmaryn en peper; vryf dit met jou vingers. In dieselfde pan, verhit die

oorblywende 2 eetlepels olie oor medium-hoë hitte. Voeg steaks by; Verminder hitte tot medium. Kook oor medium-rare (145°F) vir 8-12 minute, draai die vleis af en toe om. (As die vleis te vinnig verbruin, verminder die hitte.) Verwyder die vleis uit die pan en gooi die druppels weg. Bedek die steaks losweg met foelie om hulle warm te hou.

3. Vir die sous, voeg die sampioene en knoffel by die druppels in die pan. kook tot sag, roer af en toe. Voeg die sous, wyn en Dijon-mosterd by. Kook op medium-hoë hitte, skraap die bruin stukke van die bodem van die pan af. dit kook; Laat kook vir nog 1 minuut.

4. Verdeel die aspersies tussen vier borde. bo-op met steaks; Skep die sous oor die steaks.

*Let wel: As jy nie 'n 6 oz plat yster steak kan kry nie, koop twee 8-12 oz steaks en sny dit in die helfte om vier steaks te maak.

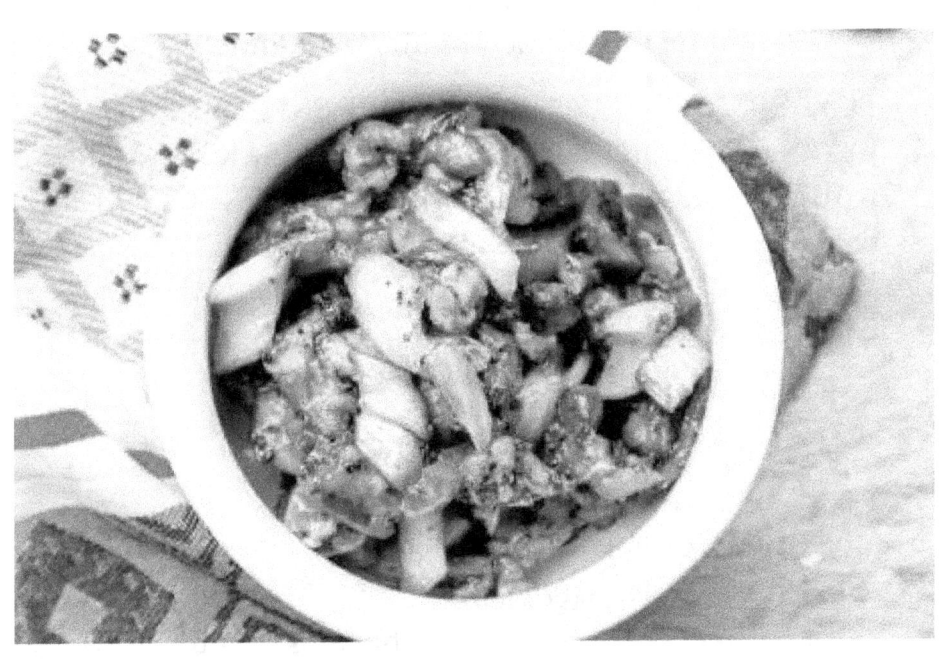

GEROOSTERDE PLAT STEAK MET CHIPOTLE GEKARAMELLISEERDE UIE EN SALSA SLAAI

VOORBEREIDING:Pekel 30 minute: bak 2 uur: afkoeling 20 minute: rooster 20 minute: 45 minute: 4 porsies

PLAT STEAK IS RELATIEF NUUTDIE SNIT HET EERS 'N PAAR JAAR GELEDE ONTWIKKEL. UIT DIE SMAAKLIKE BEENAREA NABY DIE SKOUERBLAD GESNY, IS DIT VERBASEND SAG EN SMAAK BAIE DUURDER AS WAT DIT IS - WAARSKYNLIK VERANTWOORDELIK VIR SY VINNIGE TOENAME IN GEWILDHEID.

STEAKS
- ⅓ koppie vars lemmetjiesap
- ¼ koppie ekstra suiwer olyfolie
- ¼ koppie grofgekapte koriander
- 5 knoffelhuisies, fyn gekap
- 4 6-ounce plat yster steaks (beenlose skouerblad)

SALSA SLAAI
- 1 pitlose (Engelse) komkommer (geskil na smaak), in blokkies gesny
- 1 koppie gevierde druiwe tamaties
- ½ koppie rooi ui in blokkies gesny
- ½ koppie grofgekapte koriander
- 1 poblano chili, ontpit en in blokkies gesny (sien<u>wenk</u>)
- 1 jalapeño, ontpit en gekap (sien<u>wenk</u>)
- 3 eetlepels vars lemmetjiesap
- 2 eetlepels ekstra suiwer olyfolie

GEKARAMELISEERDE UIE

2 eetlepels ekstra suiwer olyfolie

2 groot soet uie (soos Maui, Vidalia, Texas Sweet of Walla Walla)

½ teelepel gemaalde chipotle-rissiepeper

1. Plaas die steaks in 'n hersluitbare plastieksak per steak in 'n vlak skottel. sit dit eenkant. Meng die lemmetjiesap, olie, koljander en knoffel in 'n klein bak. Gooi oor die steaks in die sakkie. seël sakke; draai om te bedek. Marineer in die yskas vir 2 uur.

2. Vir die slaai, kombineer die komkommer, tamatie, ui, koljander, poblano en jalapeño in 'n groot bak. Gooi dit in die speletjie. Meng die lemmetjiesap en olyfolie in 'n klein bak om die slaaisous te maak. drup slaaisous oor groente; jas in te gooi. Bedek en verkoel tot opdiening.

3. Vir uie, voorverhit oond tot 400°F. Smeer die binnekant van 'n Nederlandse oond met olyfolie. sit dit eenkant. Sny die ui in die lengte in die helfte, trek die skil af en sny dan dwars in ¼-duim-skywe. Gooi die oorblywende olyfolie, ui en chipotle-rissiepeper in die Nederlandse oond. Bedek en bak vir 20 minute. Bedek en laat afkoel vir sowat 20 minute.

4. Plaas die afgekoelde ui in 'n foeliebraaisak of draai dit in dubbeldik foelie toe. Prik die bokant van die foelie op verskeie plekke met 'n toetspen deur.

5. Vir 'n houtskoolrooster, plaas medium-warm kole om die omtrek van die rooster. Kyk vir medium hitte oor die middel van die rooster. Plaas die pakkie in die

middel van die roosterrooster. Bedek en rooster vir sowat 45 minute, of tot die uie sag en amber is. (Vir 'n gasbraaier, voorverhit rooster. Verminder hitte tot medium-laag. Stel vir indirekte gaarmaak. Plaas pakkie op brander. Bedek en rooster volgens aanwysings.)

6. Verwyder die steaks uit die marinade; Gooi die marinade weg. Vir 'n houtskool- of gasbraaier, plaas die steaks direk op die rooster oor medium-hoë hitte. Bedek en rooster 8 tot 10 minute, of totdat 'n kitsleestermometer wat horisontaal in die steak geplaas is, 135 ° F lees en een keer draai. Plaas die steaks op 'n bord, bedek losweg met aluminiumfoelie en laat rus vir 10 minute.

7. Om voor te sit, verdeel die salsa-slaai tussen vier opdienborde. Plaas een steak op elke bord en bo-op met 'n hoop gekarameliseerde uie. Bedien dadelik.

Maak-voor-instruksies: Salsa-slaai kan gemaak en verkoel word tot 4 uur voor opdiening.

GEROOSTERDE RIBEYES MET KRUIE-UIE EN KNOFFELBOTTER

VOORBEREIDING:Gaarmaak 10 minute: koud 12 minute: rooster 30 minute: 11 minute: 4 porsies

DIE HITTE VAN DIE GEROOSTERDE STEAK SMELT WEGHEUWELS GEKARAMELISEERDE UIE, KNOFFEL EN KRUIE IN 'N HEERLIKE MENGSEL VAN KLAPPER EN OLYFOLIE.

- 2 eetlepels onverfynde klapperolie
- 1 klein ui, gehalveer en in baie dun repies gesny (sowat ¾ koppie)
- 1 knoffelhuisie, baie dun gesny
- 2 eetlepels ekstra suiwer olyfolie
- 1 eetlepel gekapte vars pietersielie
- 2 teelepels gekapte vars tiemie, roosmaryn en/of origanum
- 4 8- tot 10-ounce beesvleis-ribeye-steaks, 1 duim dik gesny
- ½ teelepel varsgemaalde swartpeper

1. Smelt die klapperolie in 'n middelslag pan oor lae hitte. voeg uie by; Kook vir 10-15 minute of tot ligbruin, roer af en toe. Voeg knoffel by; Kook vir nog 2-3 minute of tot die uie goudbruin is, roer af en toe.

2. Plaas die uiemengsel in 'n klein bakkie. Roer die olyfolie, pietersielie en tiemie by. Verkoel, onbedek, in die yskas vir 30 minute of totdat die mengsel ferm

genoeg is om 'n heuwel te vorm wanneer dit gegooi word, roer af en toe.

3. Sprinkel intussen die steaks met peper. Vir 'n houtskool- of gasbraaier, plaas die steaks direk op die rooster oor medium-hoë hitte. Bedek en rooster vir 11 tot 15 minute vir medium-skaars (145 ° F) of 14 tot 18 minute vir medium (160 ° F). Draai een keer halfpad deur kook.

4. Om voor te sit, plaas elke steak op 'n bord. Smeer die uiemengsel dadelik eweredig oor die steaks.

RIBEYE-SLAAI MET GEROOSTERDE BEET

VOORBEREIDING: 20 minute Braai: 55 minute Staan: 5 minute Bereiding: 4 porsies

DIE AARDSE SMAAK VAN DIE BEET PAS PRAGTIG SAAM MET DIE SOETHEID VAN LEMOENE-EN GEROOSTERDE PEKANNEUTE VOEG 'N BIETJIE CRUNCH BY HIERDIE VOORGEREGSLAAI, PERFEK OM BUITE TE EET OP 'N WARM SOMERAAND.

- 1 pond medium goue en/of rooi beet, geskil, skoongemaak en in wiggies gesny
- 1 klein rooi ui, in dun skywe gesny
- 2 takkies vars tiemie
- 1 eetlepel ekstra suiwer olyfolie
- Gekraakte swartpeper
- 2 8-ons ontbeende beesvleis-ribeye-steaks, ¾ duim dik gesny
- 2 knoffelhuisies, in die helfte gesny
- 2 eetlepels Mediterreense speserye (sien resep)
- 6 koppies gemengde groente
- 2 lemoene geskil, ontpit en grof gekap
- ½ koppie gekapte pekanneute, gerooster (sien wenk)
- ½ koppie Bright Citrus Vinaigrette (sien resep)

1. Plaas die wortel, ui en tiemietakkies in 'n pan met foelie. Bedruip met olie en meng; strooi liggies met gekraakte swartpeper. Vir 'n houtskool- of gasbraaier, plaas die pan in die middel van die rooster. Bedek en

rooster vir 55-60 minute, of tot sag wanneer dit met 'n mes deurboor word, terwyl jy af en toe roer.

2. Vryf intussen albei kante van die steak in met gekapte knoffel. Sprinkel Mediterreense geurmiddels oor.

3. Skuif die wortels weg van die middel van die rooster om plek te maak vir die steaks. Voeg die steaks direk by die rooster oor medium hitte. Bedek en rooster vir 11 tot 15 minute vir medium-skaars (145 ° F) of 14 tot 18 minute vir medium (160 ° F). Draai een keer halfpad deur kook. Verwyder foelie en steaks van rooster. Laat die steaks vir 5 minute sit. Gooi tiemietakkies uit die foeliebak.

4. Sny die steak skuins in happiegrootte stukke. Verdeel die groente tussen vier borde. Top met gesnyde steak, beet, ui skywe, gekapte lemoene en pekanneute. Bedruip met Bright Citrus Vinaigrette.

KOREAANSE-STYL KORT RIBBETJIES MET GESTOOMDE GEMMERKOOL

VOORBEREIDING: Kook 50 minute: bak 25 minute: koud 10 uur: oornag: 4 porsies

MAAK SEKER DIE NEDERLANDSE OOND DEKSELDIT PAS BAIE STYF SODAT DIE KOOKVLOEISTOF NIE TYDENS DIE BAIE LANG STOOMTYD IN DIE GAPING TUSSEN DIE DEKSEL EN POT VERDAMP NIE.

- 1 ons gedroogde shiitake-sampioene
- 1½ koppies gekapte skuitjies
- 1 Asiatiese peer, geskil, ontpit en gekap
- 1 3-duim stuk vars gemmer, geskil en fyn gekap
- 1 serrano-rissiepeper fyn gekap (ontpit na smaak) (sienwenk)
- 5 knoffelhuisies
- 1 eetlepel verfynde klapperolie
- 5 kilo been-in en been-in ribbes
- Varsgemaalde swartpeper
- 4 koppies vleisbeenbouillon (sienresep) of beesvleissop sonder bygevoegde sout
- 2 koppies gesnyde vars shiitake-sampioene
- 1 eetlepel fyngekapte lemoenskil
- ⅓ koppie vars vrugtesap
- Gestoomde gemmerkool (sienresep, hieronder)
- Fyn gerasperde lemoenskil (opsioneel)

1. Voorverhit oond tot 325°F. Plaas die gedroogde sjiitake-sampioene in 'n klein bakkie; voeg genoeg kookwater by om te bedek. Laat sit vir 30 minute of tot gerehidreer en sag. Dreineer en behou die weekvloeistof. Sny die sampioen in klein stukkies. Plaas die sampioene in 'n klein bakkie; bedek en verkoel tot benodig in stap 4. Plaas sampioene en vloeistof eenkant.

2. Vir die sous, meng die skuitjies, Asiatiese pere, gemmer, serrano, knoffel en gereserveerde sampioen-weekvloeistof in 'n voedselverwerker. Bedek en meng tot glad. Plaas die sous eenkant.

3. Verhit die klapperolie in 'n 6-liter oond oor medium-hoë hitte. Sprinkel die kort ribbetjies met varsgemaalde swartpeper. Braai die ribbetjies in sarsies in warm klapperolie vir sowat 10 minute, of tot hulle mooi bruin is aan alle kante, draai dit halfpad deur kook. Plaas al die ribbetjies terug in die pot. Voeg die sous en vleisbeenbouillon by. Bedek die Nederlandse oond met 'n styfpassende deksel. Rooster vir sowat 10 uur of tot die vleis baie sag is en van die been afval.

4. Haal die ribbetjies versigtig uit die sous. Plaas ribbetjies en sous in aparte bakkies. Bedek en verkoel oornag. Wanneer dit afgekoel het, skuur die oppervlak van die sous af en gooi die vet af. Bring die sous tot kookpunt oor hoë hitte. Voeg die herhidreerde sampioene van stap 1 en die vars sampioene by. Prut liggies vir 10 minute om die sous

te verminder en die geure te versterk. sit ribbetjies terug na sous; prut tot deurwarm. Roer 1 eetlepel lemoenskil en lemoensap by. Sit voor met gestoomde gemmer. Besprinkel met bykomende lemoenskil indien verkies.

Gesmoorde gemmerkool: Verhit 1 eetlepel verfynde klapperolie in 'n groot pan oor medium-hoë hitte. Voeg 2 eetlepels gekapte vars gemmer by; 2 knoffelhuisies, fyngekap; en fyngemaakte rooipeper na smaak. Kook en roer tot geurig, sowat 30 sekondes. Voeg 6 koppies gekapte napa, savoykool of boerenkool en 1 Asiatiese peer by, geskil, ontkern en dun gesny. Kook, terwyl jy roer, vir 3 minute totdat die kool effens verlep en die peer sag is. Roer ½ koppie onversoete appelsap by. Bedek en kook tot kool sag is, sowat 2 minute. Roer ½ koppie gekapte scallions en 1 eetlepel sesamsaad by.

BEES KORTRIB MET SITRUS VINKEL GREMOLATA

VOORBEREIDING: 40 minute rooster: 8 minute stadige gaarmaak: 9 uur (laag) of 4½ uur (hoë) opbrengs: 4 porsies

GREMOLATA IS 'N SMAAKLIKE MENGSELGEMAAK VAN PIETERSIELIE, KNOFFEL EN SUURLEMOENSKIL, GESTROOI OP OSSO BUCCO - DIE KLASSIEKE ITALIAANSE GEREG VAN GESMOORDE KALFSKENKELS - OM SY RYK, GLADDE GEUR TE VERSTERK. HY DOEN DIESELFDE MET HIERDIE SAGTE BEESKORTRIBBETJIES DEUR LEMOENSKIL EN VARS VEERAGTIGE VINKELBLARE BY TE VOEG.

RIBBES
- 2½ tot 3 pond been-in en been-in ribbes
- 3 eetlepels suurlemoengras speserye (sien_resep_)
- 1 mediumgrootte vinkelbol
- 1 groot ui, in groot stukke gesny
- 2 koppies vleisbeenbouillon (sien_resep_) of beesvleissop sonder bygevoegde sout
- 2 knoffelhuisies, in die helfte gesny

GEBAKTE PAMPOEN
- 3 eetlepels ekstra suiwer olyfolie
- 1 pond botterskorsie, geskil, ontpit en in ½-duim stukke gesny (ongeveer 2 koppies)
- 4 teelepels vars tiemie
- Ekstra fynfilteerde olyfolie

GREMOLATA
- ¼ koppie gekapte vars pietersielie

2 eetlepels gemaalde knoffel

1½ teelepels fyn gerasperde suurlemoenskil

1½ teelepels fyn gerasperde lemoenskil

1. Sprinkel die kort ribbetjies met suurlemoengras speserye; Vryf dit liggies met jou vingers in die vleis in. sit dit eenkant. Verwyder die blare van die vinkel; sit die gremolata eenkant vir die sitrusvinkel. Sny en vierkant die vinkel ui.

2. Vir 'n houtskoolrooster, plaas medium-warm kole aan die een kant van die rooster. Kontroleer die medium hitte aan die nie-houtskoolkant van die rooster. Plaas kort ribbetjies op rooster aan nie-houtskool kant; Plaas die vinkel en uieringe direk oor die kole op die rooster. Bedek en rooster vir 8-10 minute of totdat die groente en ribbetjies net-net bruin is. Draai een keer halfpad deur kook. (Vir gasbraaier, voorverhit rooster, verminder hitte tot medium. Verstel vir indirekte rooster. Plaas ribbetjies op roosterrak oor brander. Plaas vinkel en ui op rak oor brander. Bedek en rooster soos aangedui.) Wanneer voldoende afgekoel. , kap die vinkel en ui grof.

3. Meng die gekapte vinkel en ui, vleisbeenbouillon en knoffel in 'n 5-6 liter-slow cooker. voeg ribbes by. Bedek en kook oor lae hitte vir 9-10 uur, of op hoë hitte vir 4½-5 uur. Gebruik 'n gaatjieslepel en plaas die ribbetjies op 'n bord. Bedek met foelie om warm te hou.

4. Verhit intussen 3 eetlepels olie vir die pampoen in 'n groot pan oor medium-hoë hitte. Voeg stampmielies

en 3 teelepels tiemie by en roer om stampmielies te bedek. Plaas die stampmielies in 'n enkellaag in 'n pan en rooster, sonder om te roer, vir sowat 3 minute, of tot die bodem bruin is. Draai die pampoenstukke om; kook vir nog sowat 3 minute of tot die tweede kant bruin is. verminder hitte tot laag; bedek en kook vir 10-15 minute of tot sag. Sprinkel 1 teelepel vars tiemie oor. Bedruip met bykomende ekstra olyfolie.

5. Maak soveel vinkelblare fyn as wat vir die gremolata gereserveer is om ¼ koppie te maak. Meng die gekapte vinkelblare, pietersielie, knoffel, suurlemoenskil en lemoenskil in 'n klein bakkie.

6. Sprinkel gremolata op die ribbetjies. Bedien met pampoen.

SWEEDSE STYL BEESPATTIES MET MOSTERDDILLE KOMKOMMERSLAAI

VOORBEREIDING: 30 minute kook: 15 minute voorbereiding: 4 porsies

BEES À LA LINDSTROM IS 'N SWEEDSE HAMBURGERDIT WORD TRADISIONEEL BEDEK MET UIE, KAPPERTJIES EN INGELEGDE RAAP, MET SOUS, SONDER 'N BROODJIE. HIERDIE WONDERPEPER WEERGAWE VERVANG SOUTGEMARINEERDE BEET EN KAPPERTJIES MET GEROOSTERDE BEET EN VOEG 'N GEBAKTE EIER BY.

KOMKOMMERSLAAI
- 2 teelepels vars lemoensap
- 2 teelepels witwynasyn
- 1 teelepel Dijon-mosterd (sien<u>resep</u>)
- 1 eetlepel ekstra suiwer olyfolie
- 1 groot pitlose (Engelse) komkommer, geskil en in skywe gesny
- 2 eetlepels fyn gekapte sprietuie
- 1 eetlepel gekapte vars dille

BEESVLEIS PATTIES
- 1 kilo maalvleis
- ¼ koppie fyngekapte ui
- 1 eetlepel Dijon-mosterd (sien<u>resep</u>)
- ¾ teelepel swartpeper
- ½ teelepel gemaalde wonderpeper
- ½ klein raap, gerooster, geskil en gekap *

2 eetlepels ekstra suiwer olyfolie

½ koppie vleisbeenbouillon (sien<u>resep</u>) of beesvleissop sonder bygevoegde sout

4 groot eiers

1 eetlepel fyngekapte grasuie

1. Vir die komkommerslaai, meng die lemoensap, asyn en Dijon-mosterd in 'n groot bak. Voeg die olyfolie stadig, in 'n dun straaltjie, by en roer tot die slaaisous effens verdik. Voeg komkommer, groen ui en dille by; kom ons gooi dit saam. Bedek en verkoel tot opdiening.

2. Vir die beeskoekies, kombineer die beesmaalvleis, ui, Dijon-mosterd, peper en wonderpeper in 'n groot bak. Voeg die geroosterde wortels by en meng liggies tot eweredig in die vleis gemeng. Vorm die mengsel in vier ½-duim-dik patties.

3. Verhit 1 eetlepel olyfolie in 'n groot pan oor medium-hoë hitte. Bak die skons (160°) vir sowat 8 minute of tot hulle aan die buitekant bruin en gaar is, draai een keer om. Plaas patties op 'n bord en bedek losweg met aluminiumfoelie om warm te bly. Voeg beesvleisaftreksel by en roer om enige bruin stukkies van die bodem van die pan af te krap. Kook vir sowat 4 minute of tot middeldeur gesny. Sprinkel die skons met die verminderde sap en bedek dit weer losweg.

4. Spoel die pan af en vee dit af met 'n papierhanddoek. Verhit die oorblywende 1 eetlepel olyfolie oor medium-hoë hitte. Braai die eiers in warm olie vir 3-4

minute, of totdat die witte sag is, maar die gele bly sag en loperig.

5. Sit 'n eier op elke beesvleiskoekie. Sprinkel grasuie oor en sit voor saam met komkommerslaai.

*Wenk: Om die beet te braai, vryf dit deeglik en plaas dit op 'n stuk aluminiumfoelie. Bedruip met 'n bietjie olyfolie. Draai toe in foelie en verseël styf. Bak in 'n 375 ° F oond vir ongeveer 30 minute, of totdat 'n vurk maklik die beet deurboor. Laat afkoel; Trek die vel af. (Jy kan die beet tot 3 dae vooruit rooster. Draai die geskilde geroosterde beet styf toe en sit dit in die yskas.)

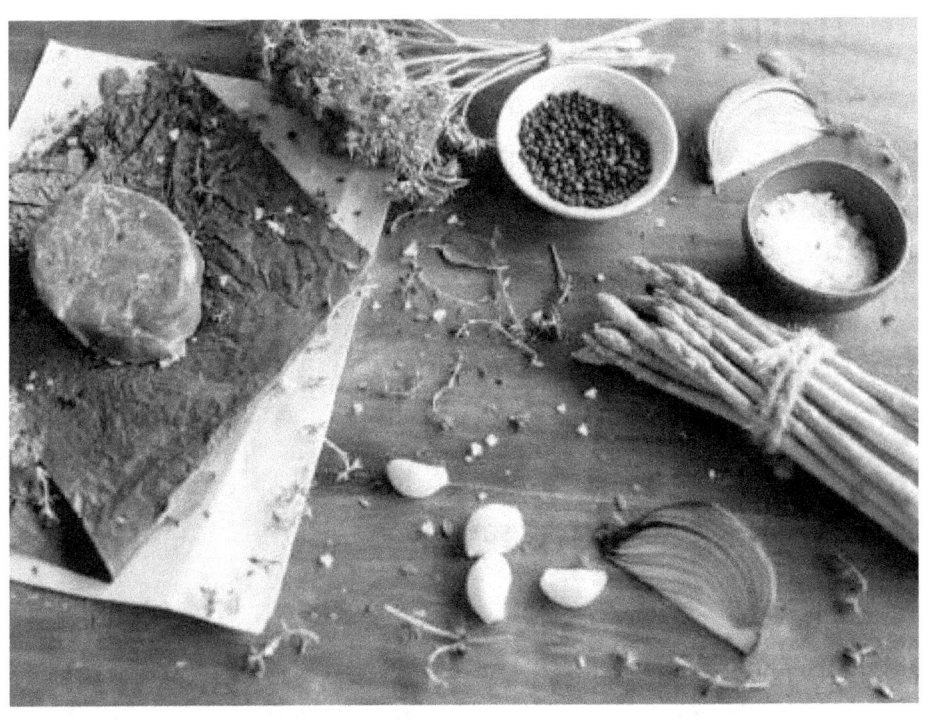

GESMOORDE BEESHAMBURGER MET GEROOSTERDE WORTELGROENTE OP RUCOLA

VOORBEREIDING:Kook 40 minute: Bak 35 minute: Berei 20 minute voor: 4 porsies

DAAR IS BAIE ITEMSWAT HIERDIE STEWIGE HAMBURGERS BETREF – EN DIT NEEM TYD OM SAAM TE STEL – MAAK DIE ONGELOOFLIKE KOMBINASIE VAN GEURE DIT DIE MOEITE WERD: DIE VLEISBURGER WORD BEDEK MET GEKARAMELLISEERDE UIE-EN-SAMPIOENPANSOUS, BEDIEN MET SOET GEROOSTERDE GROENTE EN PEPER. RUCOLA.

- 5 eetlepels ekstra suiwer olyfolie
- 2 koppies gesnyde vars sampioene, cremini en/of shiitake
- 3 geel uie, dun gesny*
- 2 teelepels komyn
- 3 wortels, geskil en in 1-duim-stukke gesny
- 2 pastinaak, geskil en in 1-duim-stukke gesny
- 1 akkerpampoen gehalveer, ontkern en in skywe gesny
- Varsgemaalde swartpeper
- 2 kilo maalvleis
- ½ koppie fyngekapte ui
- 1 eetlepel universele soutvrye speserymengsel
- 2 koppies vleisbeenbouillon (sien<u>resep</u>) of beesvleissop sonder bygevoegde sout
- ¼ koppie onversoete appelsap
- 1-2 eetlepels droë sjerrie of witwynasyn

1 eetlepel Dijon-mosterd (sien<u>resep</u>)

1 eetlepel gekapte vars tiemieblare

1 eetlepel gekapte vars pietersielieblare

8 koppies rucola blare

1. Voorverhit oond tot 425°F. Vir die sous, verhit 1 eetlepel olyfolie in 'n groot pan oor medium-hoë hitte. voeg sampioene by; kook en roer vir sowat 8 minute of tot goed bruin en sag. Gebruik 'n gaatjieslepel en plaas die sampioene op 'n bord. Plaas die pan terug op die brander. Verminder hitte tot medium. Voeg die oorblywende 1 eetlepel olyfolie, die gekapte ui en die komynsaad by. Bedek en kook vir 20-25 minute of totdat die uie baie sag en ryk bruin is, roer af en toe. (Verstel hitte soos nodig om te verhoed dat uie brand.)

2. Vir die geroosterde wortelgroente, plaas die wortels, pastinaak en stampmielies in 'n groot oondbak. Bedruip met 2 eetlepels olyfolie en sprinkel peper na smaak oor. gooi om die groente te bedek. Bak vir 20-25 minute of tot sag en begin verbruin, draai halfpad deur. Hou groente warm tot gereed om te bedien.

3. Vir burgers, kombineer beesvleis, gekapte ui en speserymengsel in 'n groot bak. Verdeel die vleismengsel in vier gelyke porsies en vorm patties sowat 1/2 duim dik. Verhit die oorblywende 1 eetlepel olyfolie oor medium-hoë hitte in 'n ekstra groot pan. Voeg hamburger by pan; ongeveer. Bak vir 8 minute of tot bruin aan albei kante, draai een keer om. Plaas die hamburger op 'n bord.

4. Voeg die gekaramelliseerde uie, gereserveerde sampioene, beesbeenbouillon, appelsap, sjerrie en Dijon-mosterd by en roer om te kombineer. Plaas die burgers terug in die pan. Dit kook. Kook tot hamburgers gaar is (160°F), sowat 7-8 minute. Voeg vars tiemie, pietersielie en peper na smaak by.

5. Om voor te sit, plaas 2 koppies rucola op elk van vier opdienborde. Verdeel die geroosterde groente tussen die slaaie en bedek met hamburgers. Smeer die uiemengsel mildelik oor die hamburgers.

*Wenk: Wanneer u uie dun sny, is 'n mandolien-snyer 'n groot hulp.

GEROOSTERDE BEES HAMBURGER MET SESAM-KORS TAMATIES

VOORBEREIDING:30 minute staan: 20 minute braai: 10 minute maak: 4 porsies

BROS, GOUDBRUIN TAMATIESKYWE MET SESAMSAADIN HIERDIE ROKERIGE BURGERS KAN JY DIE TRADISIONELE SESAMBROODJIE OPSTAAN. BEDIEN MET 'N MES EN VURK.

4 ½ duim dik rooi of groen tamatieskywe*

1¼ pond maer beesvleis

1 eetlepel rokerige geurmiddels (sien<u>resep</u>)

1 groot eier

¾ koppie amandelmeel

¼ koppie sesamsaad

¼ teelepel swartpeper

1 klein rooi ui in die helfte gesny en in skywe gesny

1 eetlepel ekstra suiwer olyfolie

¼ koppie verfynde klapperolie

1 klein kop Bibb-slaai

Paleo ketchup (sien<u>resep</u>)

Dijon-styl mosterd (sien<u>resep</u>)

1. Plaas die tamatieskywe op 'n dubbele papierhanddoek. Smeer die bokant van die tamaties met nog 'n dubbellaag papierhanddoeke. Druk die papierhanddoek liggies vas sodat dit aan die tamaties kleef. Laat staan by kamertemperatuur vir 20-30 minute om van die tamatiesap te absorbeer.

2. Meng die beesmaalvleis en die rokerige geurmiddels in 'n groot bak. Vorm in vier ½-duim-dik patties.

3. Klits die eier liggies met 'n vurk in 'n vlak bak. Meng die amandelmeel, sesamsaad en peper in 'n ander vlak bak. Doop elke tamatieskyfie in die eier en rol. Dreineer die oortollige eier. Doop elke tamatieskyfie in die amandelmeelmengsel en rol. Plaas die bedekte tamaties op 'n plat bord; sit dit eenkant. Meng uieskywe met olyfolie; Plaas die uieskywe in 'n roostermandjie.

4. Vir 'n houtskool- of gasbraaier, plaas uie in 'n mandjie en plaas beesvleiskoekies op roosterrooster oor medium-hoë hitte. Bedek en rooster vir 10-12 minute, of totdat die uie goudbruin en ligbruin is en die patties gaar is (160°), roer die uie af en toe en draai die patties een keer om.

5. Verhit intussen olie in 'n groot pan oor medium-hoë hitte. Voeg tamatieskywe by; Bak vir 8-10 minute of tot goudbruin, draai een keer om. (As die tamaties te vinnig verbruin, verminder die hitte tot medium-laag. Voeg nog olie by indien nodig.) Dreineer op 'n papierhanddoek-gevoerde bord.

6. Om voor te sit, verdeel die slaai in vier bakkies. Top met patties, uie, paleo-ketchup, Dijon-styl mosterd, en sesam-kors tamaties.

*Let wel: Jy sal waarskynlik 2 groot tamaties benodig. As jy rooi tamaties gebruik, kies tamaties wat net ryp maar steeds effens ferm is.

BURGER OP 'N STOKKIE MET BABA GHANOUSH DIP

WEEK:15 minute voorbereiding: 20 minute braai: 35 minute maak: 4 porsies

BABA GHANOUSH IS 'N MIDDE-OOSTERSE VERSPREIDINGGEMAAK VAN ROKERIGE GEROOSTERDE EIERVRUG, MET OLYFOLIE, SUURLEMOEN, KNOFFEL EN TAHINI, GEMAALDE SESAMSAADPASTA. SPRINKEL OP SESAM IS GOED, MAAR WANNEER DIT IN 'N OLIE OF PASTA GEMAAK WORD, WORD DIT 'N GEKONSENTREERDE BRON VAN LINOLEÏENSUUR, WAT KAN BYDRA TOT INFLAMMASIE. DIT IS 'N GOEIE PLAASVERVANGER VIR DIE DENNEBOTTERBOTTER WAT HIER GEBRUIK WORD.

- 4 gedroogde tamaties
- 1½ kilo maer maalvleis
- 3-4 eetlepels fyngekapte ui
- 1 eetlepel fyngekapte vars origanum en/of gekapte vars kruisement of ½ teelepel gedroogde origanum, gekap
- ¼ teelepel rooipeper
- Baba Ghanoush Dip (sien)resep, hieronder)

1. Week agt 10-duim-stokkies in water vir 30 minute. Gooi kookwater in 'n klein bakkie oor die tamaties; Laat rehidreer vir 5 minute. Filtreer die tamaties en droog dit met 'n papierhanddoek.

2. Meng die gekapte tamaties, beesvleis, ui, origanum en rooipeper in 'n groot bak. Verdeel die vleismengsel in agt porsies; Ons rol elke deel in 'n bal. Haal die

sosatiestokkies uit die water. droog dit. Ryg 'n bal op 'n toetspen en vorm dit 'n lang ovaal op die toetspen. Begin net onder die puntige punt en laat genoeg spasie aan die ander kant om die staaf vas te hou. Herhaal met die ander sosatiestokkies en balletjies.

3. Vir 'n houtskool- of gasbraaier, plaas die beesstokkies direk op die rooster op medium-hoë hitte. Bedek en rooster vir sowat 6 minute of tot gaar (160°F). Sit voor met baba ghanoush dip.

Baba Ghanoush-doopsous: Prik 2 medium eiervrugte op verskeie plekke met 'n vurk. Vir 'n houtskool- of gasbraaier, plaas die eiervrug direk op die rooster oor medium-hoë hitte. Bedek en rooster vir 10 minute of tot bruin aan alle kante. Draai verskeie kere om terwyl dit gebraai word. Haal die eiervrugte uit en draai dit versigtig in foelie toe. Plaas die toegedraaide eiervrug terug op die rooster, maar nie direk op die kole nie. Bedek en rooster vir nog 25-35 minute, of tot inmekaargesak en baie sag. Koel. Sny die eiervrug in die helfte en krap die vleis uit; Plaas die vleis in 'n voedselverwerker. Voeg ¼ koppie dennebotterbotter by (sien resep); ¼ koppie vars suurlemoensap; 2 knoffelhuisies, fyngekap; 1 eetlepel ekstra suiwer olyfolie; 2-3 eetlepels gekapte vars pietersielie; en ½ teelepel gemaalde komyn. Bedek en werk tot amper glad. As die sous te dik is om te dip, roer genoeg water by om die verlangde konsekwentheid te bereik.

ROKERIGE GEVULDE SOETRISSIES

VOORBEREIDING:Kook 20 minute: bak 8 minute: 30 minute voorbereiding: 4 porsies

MAAK DIT 'N GESINSGUNSTELINGMET 'N MENGSEL VAN KLEURVOLLE SOETRISSIES VIR 'N OPVALLENDE GEREG. VUURGEROOSTERDE TAMATIES IS 'N GOEIE VOORBEELD VAN HOE OM GESONDE GEUR BY KOS TE VOEG. AS DIE TAMATIES EENVOUDIG VERKOOL WORD (SONDER SOUT) VOORDAT DIT INGEMAAK WORD, WORD DIE GEUR VERBETER.

- 4 groot groen, rooi, geel en/of oranje soetrissies
- 1 kilo maalvleis
- 1 eetlepel rokerige geurmiddels (sien<u>resep</u>)
- 1 eetlepel ekstra suiwer olyfolie
- 1 klein geel ui, fyn gekap
- 3 knoffelhuisies fyn gekap
- 1 klein blomkool, ontpit en in blommetjies gebreek
- 1 15-ons blikkie ongesoute blokkies vuurgeroosterde tamaties, gedreineer
- ¼ koppie fyngekapte vars pietersielie
- ½ teelepel swartpeper
- ⅛ teelepel rooipeper
- ½ koppie neutkrummel bolaag (sien<u>resep</u>, hieronder)

1. Voorverhit oond tot 375°F. Sny die soetrissie vertikaal in die helfte. Verwyder die stamme, sade en vliese. gooi weg. Hou die helfte van die peper eenkant.

2. Plaas beesmaalvleis in 'n medium bak; Sprinkel rokerige geurmiddels oor. Meng die speserye versigtig met jou hande in die vleis.

3. Verhit olyfolie in 'n groot pan oor medium-hoë hitte. Voeg vleis, ui en knoffel by; kook tot die vleis bruin en die ui sag is, breek die vleis op deur met 'n houtlepel te roer. Haal die pan van die stoof af.

4. In 'n voedselverwerker, kap die blomkoolblommetjies baie fyn. (As jy nie 'n voedselverwerker het nie, rasper die blomkool op 'n boksrasper.) Meet 3 koppies blomkool af. Voeg by die beesvleismengsel in die pan. (Behou enige oorblywende blomkool vir 'n ander gebruik.) Roer gedreineerde tamaties, pietersielie, swartpeper en rooipeper by.

5. Vul die soetrissies met die beesvleismengsel, draai liggies toe en stapel dit op. Plaas die gevulde soetrissies in 'n oondbak. Bak vir 30-35 minute of tot die soetrissies bros en sag is. * Sprinkel die bokant met neutkrummels. Indien nodig, sit dit vir 5 minute terug in die oond voor opdiening om dit bros te maak.

Neutkrummel-bolaag: Verhit 1 eetlepel ekstra suiwer olyfolie oor medium-hoë hitte in 'n medium pan. Roer 1 teelepel gedroogde tiemie, 1 teelepel gerookte paprika en ¼ teelepel knoffelpoeier by. Voeg 1 koppie baie fyngekapte okkerneute by. Kook en roer vir sowat 5 minute, of totdat die neute goudbruin en liggies gerooster is. Voeg 'n knippie of twee rooipeper by. Laat dit heeltemal afkoel. Bêre die oorblywende bolaag in 'n goed verseëlde houer in die yskas tot gereed om te gebruik. Maak 1 koppie.

*Let wel: As jy groenrissies gebruik, bak vir nog 10 minute.

BISONBURGER MET CABERNET UIE EN RUCOLA

VOORBEREIDING:30 minute kook: 18 minute rooster: 10 minute kook: 4 porsies

BISONS IS BAIE LAAG IN VETEN KOOK 30-50% VINNIGER AS BEESVLEIS. DIE VLEIS BEHOU SY ROOI KLEUR SELFS NADAT DIT GEKOOK IS, SO DIE KLEUR IS NIE 'N AANDUIDING VAN GEREEDHEID NIE. OMDAT BISON BAIE MAER IS, MOENIE KOOK BO 155 ° F INTERNE TEMPERATUUR NIE.

- 2 eetlepels ekstra suiwer olyfolie
- 2 groot soet uie, in dun skywe gesny
- ¾ koppie Cabernet Sauvignon of ander droë rooiwyn
- 1 teelepel Mediterreense speserye (sien<u>resep</u>)
- ¼ koppie ekstra suiwer olyfolie
- ¼ koppie balsamiese asyn
- 1 eetlepel fyngekapte sjalot
- 1 eetlepel gekapte vars basiliekruid
- 1 klein knoffelhuisie, fyn gekap
- 1 kilo gemaalde bison
- ¼ koppie basiliekruid pesto (sien<u>resep</u>)
- 5 koppies rucola
- Rou, ongesoute pistache, geroosterde (sien<u>wenk</u>)

1. Verhit 2 eetlepels olie in 'n groot pan oor medium-lae hitte. Voeg uie by. Bedek en kook vir 10-15 minute of tot die ui sag is, roer af en toe. Ontdek; kook en roer oor matige hitte vir 3-5 minute of tot die uie goudbruin is. voeg wyn by; kook vir sowat 5 minute

of totdat die meeste van die wyn verdamp het. Sprinkel Mediterreense speserye oor; hou dit warm.

2. Meng intussen vir die vinaigrette ¼ koppie olyfolie, asyn, sjalotte, basiliekruid en knoffel in 'n fles. Bedek en skud goed.

3. Meng die gemaalde bison en basiliekruid-pesto liggies in 'n groot bak. Vorm die vleismengsel liggies in vier ¾-duim-dik patties.

4. Vir 'n houtskool- of gasbraaier, plaas patties direk op 'n liggies gesmeerde bakrak oor medium-hoë hitte. Bedek en rooster tot verlangde gaarheid (145 ° F medium-skaars of 155 ° F medium), sowat 10 minute. Draai een keer halfpad deur kook.

5. Plaas die rucola in 'n groot bak. Drup vinaigrette oor rucola; jas in te gooi. Om voor te sit, verdeel die uie tussen vier borde. Plaas 'n bison-hamburger bo-op elkeen. Plaas roket bo-op die burger en besprinkel met pistache.

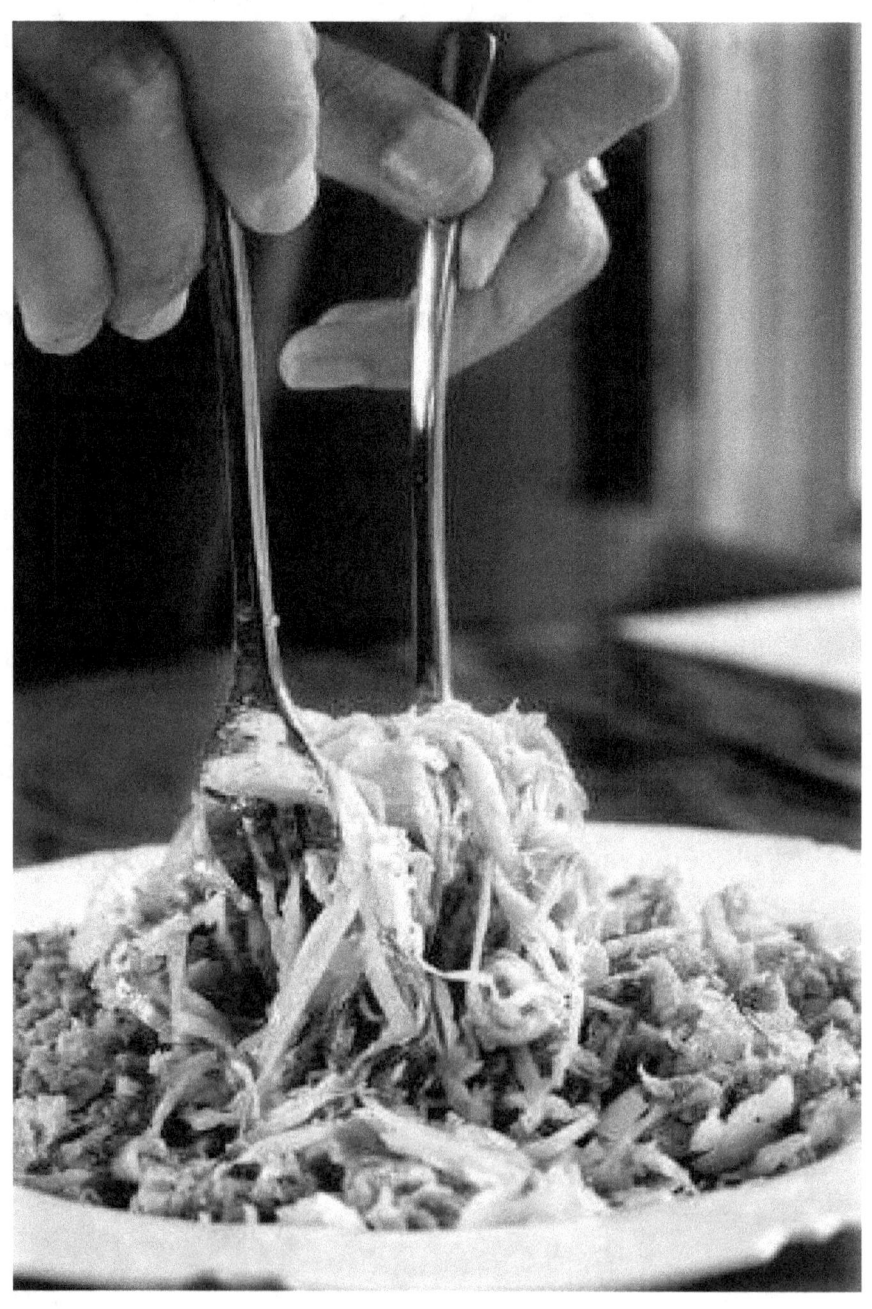

BISON- EN LAMSBROOD OP CHARD EN PATATS

VOORBEREIDING:1 uur kook: 20 minute bak: 1 uur staan tyd: 10 minute voorbereiding: 4 porsies

DIT IS OUTYDSE HUISKOSMET 'N MODERNE AANRAKING. DIE ROOIWYNPANSOUS GEE DIE VLEISBROOD 'N HUPSTOOT VAN GEUR, EN DIE CHARD EN PATATS FYNGEDRUK MET KASJOENEUTEROOM EN KLAPPEROLIE BIED ONGELOOFLIKE VOEDINGSWAARDE.

- 2 eetlepels olyfolie
- 1 koppie fyngekapte cremini-sampioene
- ½ koppie gekapte rooi ui (1 medium)
- ½ koppie fyngekapte seldery (1 steel)
- ⅓ koppie fyngekapte wortels (1 klein)
- ½ klein appel, ontpit, geskil en gekap
- 2 knoffelhuisies, fyn gekap
- ½ teelepel Mediterreense speserye (sien_resep_)
- 1 groot eier, liggies geklits
- 1 eetlepel vars salie
- 1 eetlepel gekapte vars tiemie
- 8 oz gemaalde bison
- 8 onse gemaalde lam of beesvleis
- ¾ koppie droë rooiwyn
- 1 medium sprietuie, fyn gekap
- ¾ koppie vleisbeenbouillon (sien_resep_) of beesvleissop sonder bygevoegde sout
- Patatpuree (sien_resep_, hieronder)
- Knoffelsnoei (sien_resep_, hieronder)

1. Voorverhit oond tot 350°F. Verhit olie in 'n groot pan oor medium hitte. Voeg sampioene, uie, seldery en wortels by; kook en roer vir sowat 5 minute of tot die groente sag is. verminder hitte tot laag; voeg die fyngemaakte appel en knoffel by. Bedek en kook vir sowat 5 minute of totdat die groente baie sag is. Verwyder van hitte; Roer die Mediterreense speserye by.

2. Gebruik 'n gaatjieslepel en voeg die sampioenmengsel by 'n groot bak, hou die druppels in die pan. Roer die eier, salie en tiemie by. Voeg gemaalde bison en gemaalde lam by; meng maklik. Plaas die vleismengsel in 'n 2-kwart reghoekige oondbak. Vorm in 'n 7 x 4 duim reghoek. Bak vir ongeveer 1 uur of totdat 'n kitsleestermometer 155°F lees. Laat staan vir 10 minute. Plaas die vleisbrood versigtig op 'n opdienbord. Bedek en hou warm.

3. Vir die pansous, krap die druppels uit die pan en die bros gebraaide stukke in die pan. Voeg wyn en salotte by. Bring tot kookpunt oor matige hitte; kook vir die helfte. Voeg beesbeenbouillon by; kook en roer tot verminder met die helfte. Haal die pan van die stoof af.

4. Om voor te sit, verdeel die patatpuree in vier bakkies. Top met bietjie knoffel. sny vleisbrood; Plaas die skywe op die knoffel en bedruip met die pansous.

Kapokaartappels: Skil en kap 4 mediumgrootte patats grof. Kook die aartappels in 'n groot kastrol in genoeg kookwater om dit te bedek vir 15 minute of tot sag. kanaal. Druk met 'n aartappel drukker. Voeg ½ koppie cashewroom by (sien<u>resep</u>) en 2 eetlepels onverfynde klapperolie; puree tot glad. hou dit warm

Knoffel Snitsvleis: Verwyder stingels van 2 trosse Snits en gooi weg. Kap die blare grof. Verhit 2 eetlepels olyfolie oor medium-hoë hitte in 'n groot pan. Voeg Snybyt en 2 knoffelhuisies gemaalde by; kook tot die chard verlep is, draai af en toe met 'n tang om.

BISON FRIKKADELLE MET APPELBESSIESOUS EN ZUCCHINI PAPPARDELLE

VOORBEREIDING: Bak 25 minute: kook 15 minute: 18 minute voorbereiding: 4 porsies

DIE FRIKKADELLE SAL BAIE KLAM WEES HOE MAAK JY HULLE HOU 'N BAK KOUE WATER BYDERHAND EN MAAK AF EN TOE JOU HANDE NAT TERWYL JY WERK OM TE KEER DAT DIE VLEISMENGSEL AAN JOU HANDE KLEEF. VERVANG DIE WATER 'N PAAR KEER TERWYL JY DIE FRIKKADELLE MAAK.

FRIKKADELLE
- olyf olie
- ½ koppie grofgekapte rooi ui
- 2 knoffelhuisies, fyn gekap
- 1 eier, liggies geklits
- ½ koppie fyngekapte sampioene en stingels
- 2 eetlepels vars Italiaanse pietersielie (plat blare)
- 2 teelepels olyfolie
- 1 pond gemaalde bison (grof gemaal as jy dit het)

APPEL-EN-BESSIESOUS
- 2 eetlepels olyfolie
- 2 groot Granny Smith-appels, geskil, ontpit en gekap
- 2 sjalotte, fyn gekap
- 2 eetlepels vars suurlemoensap
- ½ koppie hoenderbeenbouillon (sien resep) of hoendersop sonder bygevoegde sout

2-3 eetlepels gedroogde korente

COURGETTE PAPPARDELLE
6 zucchini

2 eetlepels olyfolie

¼ koppie fyngekapte groen ui

½ teelepel fyngemaakte rooipeper

2 knoffelhuisies, fyn gekap

1. Vir die frikkadelle, voorverhit die oond tot 375°F. Smeer 'n bakplaat liggies met olyfolie. sit dit eenkant. Meng die ui en knoffel in 'n voedselverwerker of blender. pols glad. Plaas die uiemengsel in 'n medium bak. Voeg eiers, sampioene, pietersielie, en 2 teelepels olie by; meng dit deur. Voeg gemaalde bison by; meng liggies maar goed. Verdeel die vleismengsel in 16 dele; vorm frikkadelle. Plaas die frikkadelle eweredig op die voorbereide bakplaat. bak vir 15 minute; sit dit eenkant.

2. Vir die sous, verhit 2 eetlepels olie in 'n pan oor medium-hoë hitte. Voeg appels en salotte by; kook en roer vir 6-8 minute of tot baie sag. Roer die suurlemoensap by. Plaas die mengsel oor na 'n voedselverwerker of blender. Bedek en verwerk of meng tot glad; terug in die pan. Roer die hoenderbeenbouillon en korente by. dit kook; Verlaag die hitte. Prut onbedek vir 8-10 minute, roer gereeld. Voeg frikkadelle by; kook en roer oor lae hitte tot deurwarm.

3. Sny intussen die punte van die zucchini vir die pappardelle. Gebruik 'n mandoline of 'n baie skerp

groenteskiller en skeer die courgette in dun repies. (Om die linte ongeskonde te hou, hou op skeer sodra jy die pitte in die middel van die stampmielies bereik.) Verhit 2 eetlepels olie oor medium-hoë hitte in 'n ekstra groot pan. Roer skorsies, fyngemaakte rooipeper, en knoffel by; bring tot kookpunt en roer vir 30 sekondes. Voeg courgettelinte by. Kook, roer liggies, vir ongeveer 3 minute, of net tot verlep.

4. Om voor te sit, verdeel die pappardelle tussen vier borde. Top met frikkadelle en appelbessiesous.

BISON EN BOLOGNESE PORCINI MET GEBRAAIDE KNOFFEL SPAGHETTI STAMPMIELIES

VOORBEREIDING: 30 minute kook: 1 uur 30 minute bak: 35 minute Bereiding: 6 porsies

TOE JY GEDINK HET JY EETDINK TERUG AAN JOU LAASTE MAALTYD, SPAGHETTI MET VLEISSOUS, TOE JY THE PALEO DIET® BEGIN HET. HIERDIE RYK BOLOGNA MET KNOFFEL, ROOIWYN EN AARDSE BOLETUS WORD OOR STRINGE SOET, TANDERIGE SPAGHETTI-PAMPOEN GEGOOI. JY SAL NIE 'N BIETJIE PASTA MIS NIE.

- 1 ons gedroogde boletus
- 1 koppie kookwater
- 3 eetlepels ekstra suiwer olyfolie
- 1 kilo gemaalde bison
- 1 koppie gekapte wortels (2)
- ½ koppie gekapte ui (1 medium)
- ½ koppie fyngekapte seldery (1 steel)
- 4 knoffelhuisies, fyn gekap
- 3 eetlepels soutvrye tamatiepasta
- ½ koppie rooiwyn
- 2 15-ons blikkies ongesoute blokkies gesnyde tamaties
- 1 teelepel gedroogde origanum, fyngemaak
- 1 teelepel gedroogde tiemie, gekap
- ½ teelepel swartpeper
- 1 medium spaghetti-pampoen (2½ tot 3 pond)
- 1 knoffelknol

1. Meng die boletus en die kookwater in 'n klein bakkie. Laat staan vir 15 minute. Syg deur 'n 100% katoengevoerde sif, behou die deurdringende vloeistof. kap die sampioen; bladsy opstelling.

2. Verhit 1 eetlepel olyfolie oor medium-hoë hitte in 'n 4-5 liter oond. Voeg gemaalde bison, wortel, ui, seldery en knoffel by. Kook tot die vleis bruin is en die groente sag is, breek die vleis op deur met 'n houtlepel te roer. Voeg tamatiepasta by; bring tot kookpunt en roer vir 1 minuut. Voeg rooiwyn by; bring tot kookpunt en roer vir 1 minuut. Roer die boletus, tamaties, origanum, tiemie en peper by. Voeg gereserveerde sampioenvloeistof by, maak seker dat daar geen korrels of korrels op die bodem van die pot is nie. Bring tot kookpunt, roer af en toe; Verminder hitte tot laag. Bedek en prut vir 1½-2 uur of tot verlangde konsekwentheid bereik is.

3. Voorverhit oond intussen tot 375°F. Sny die pampoen in die lengte middeldeur; krap die pitte uit. Plaas die stampmielieshelftes, kant na onder, in 'n groot oondbak. Prik die vel oraloor met 'n vurk. Sny die boonste ½ duim van die knoffelkop af. Plaas die gekapte knoffel saam met die pampoen in die oondbak. Bedruip met die oorblywende 1 eetlepel olyfolie. Bak vir 35-45 minute of tot die stampmielies en knoffel sag is.

4. Gebruik 'n lepel en vurk, verwyder en versnipper die pampoenvleis van elke helfte. Plaas in 'n bak en bedek om warm te bly. Wanneer die knoffel

voldoende afgekoel het, druk die onderkant van die ui om die naeltjies uit te trek. Druk die knoffelhuisies met 'n vurk fyn. Meng die fyngedrukte knoffel met die pampoen, en versprei die knoffel eweredig. By opdiening, gooi die sous oor die pampoenmengsel.

BISON CHILI CON CARNE

VOORBEREIDING:Kook 25 minute: 1 uur 10 minute dus: 4 porsies

ONVERSOETE SJOKOLADE, KOFFIE EN KANEELVOEG BELANGSTELLING BY HIERDIE HARTIGE GUNSTELING. VIR 'N SELFS ROKERIGER GEUR, VERVANG GEWONE PAPRIKA VIR 1 EETLEPEL SOET GEROOKTE PAPRIKA.

- 3 eetlepels ekstra suiwer olyfolie
- 1 kilo gemaalde bison
- ½ koppie gekapte ui (1 medium)
- 2 knoffelhuisies, fyn gekap
- 2 14.5 ons blikkies tamaties in blokkies gesny sonder sout bygevoeg, ongesout
- 1 6-ons blikkie ongesoute tamatiepasta
- 1 koppie vleisbeenbouillon (sien<u>resep</u>) of beesvleissop sonder bygevoegde sout
- ½ koppie sterk koffie
- 2 oz 99% kakao-bakstafies, gekap
- 1 eetlepel paprika
- 1 teelepel gemaalde komyn
- 1 teelepel gedroogde origanum
- 1½ teelepels rokerige geurmiddels (sien<u>resep</u>)
- ½ teelepel gemaalde kaneel
- ⅓ koppie pepitas
- 1 teelepel olyfolie
- ½ koppie cashew room (sien<u>resep</u>)
- 1 teelepel vars lemmetjiesap

½ koppie vars koljanderblare

4 lemmetjieskyfies

1. In 'n Nederlandse oond, verhit 3 eetlepels olyfolie oor medium-hoë hitte. Voeg gemaalde bison, ui en knoffel by; Kook vir 5 minute of tot die vleis bruin is, roer met 'n houtlepel om die vleis op te breek. Roer die ongedreineerde tamaties, tamatiepasta, beesbeenbouillon, koffie, baksjokolade, paprika, komyn, origanum, 1 teelepel gerookte speserye en kaneel by. dit kook; Verlaag die hitte. Bedek en prut vir 1 uur terwyl jy af en toe roer.

2. Braai intussen die pepitas in 'n klein pan met 1 teelepel olyfolie oor medium-hoë hitte totdat dit spring en goudbruin word. Plaas die pepitas in 'n klein bak. voeg oorblywende ½ teelepel rokerige geurmiddels by; jas in te gooi.

3. Meng cashewroom en lemmetjiesap in 'n klein bakkie.

4. Om voor te sit, skep die brandrissie in bakkies. Top dele met cashewroom, pepitas en koljander. Sit voor met lemmetjiewiggies.

MAROKKAANSE GEKRUIDE BISON STEAK MET GEROOSTERDE SUURLEMOEN

VOORBEREIDING: 10 minute se braai: 10 minute: 4 porsies

SIT HIERDIE VINNIGE STEAKS VOOR MET 'N KOEL EN KRAKERIGE GEKRUIDE WORTELKOOLSLAAI (SIEN**RESEP**). AS JY IETS LEKKER WIL HÊ, GEROOSTERDE PYNAPPEL MET KLAPPERROOM (SIEN**RESEP**) SAL 'N GOEIE MANIER WEES OM DIE ETE AF TE SLUIT.

- 2 eetlepels gemaalde kaneel
- 2 eetlepels paprika
- 1 eetlepel knoffelpoeier
- ¼ teelepel rooipeper
- 4 6-ounce bison filet mignon steaks, gesny ¾ tot 1 duim dik
- 2 suurlemoene horisontaal in die helfte gesny

1. Meng die kaneel, paprika, knoffelpoeier en rooipeper in 'n klein bakkie. Droog steaks droog met papierhanddoeke. Vryf albei kante van die steak met die speserymengsel in.

2. Vir 'n houtskool- of gasbraaier, plaas die steaks direk op die rooster op medium-hoë hitte. Bedek en rooster vir 10 tot 12 minute vir medium-skaars (145 ° F) of 12 tot 15 minute vir medium-skaars (155 ° F). Draai een keer halfpad deur kook. Plaas intussen die suurlemoene met hul kant na onder op die bakrak. Rooster vir 2-3 minute of tot ligbruin en sappig.

3. Sit voor saam met geroosterde suurlemoene om die steaks uit te druk.

HERBES DE PROVENCE GERASPERDE BISON-ENTRELOIN

VOORBEREIDING:15 minute kook: 15 minute bak: 1 uur 15 minute staan: 15 minute Bereiding: 4 porsies

HERBES DE PROVENCE IS 'N VERSNITGEDROOGDE KRUIE WAT VOLOP IN SUID-FRANKRYK GROEI. DIE MENGSEL BEVAT GEWOONLIK 'N KOMBINASIE VAN BASILIEKRUID, VINKELSAAD, LAVENTEL, MARJOLEIN, ROOSMARYN, SALIE, SOMER SOUT EN TIEMIE. DIT SMAAK HEERLIK OP HIERDIE EINSTE AMERIKAANSE BRAAI.

- 1 3 kilo bison lende
- 3 eetlepels Herbes de Provence
- 4 eetlepels ekstra suiwer olyfolie
- 3 knoffelhuisies fyn gekap
- 4 klein pastinaak, geskil en gekap
- 2 ryp pere, ontpit en gekap
- ½ koppie onversoete peernektar
- 1-2 teelepels vars tiemie

1. Voorverhit oond tot 375°F. Sny die vet van die braai af. In 'n klein bak, kombineer Herbes de Provence, 2 eetlepels olyfolie, en knoffel; vryf oral oor braai.

2. Plaas die braai op 'n draadrak in 'n vlak pan. Plaas 'n oondtermometer in die middel van die braaivleis. * Bak onbedek vir 15 minute. Verlaag oondtemperatuur tot 300°F. Rooster vir nog 60 tot 65 minute, of totdat 'n vleistermometer 140 ° F (medium

skaars) lees. Bedek met foelie en laat staan vir 15 minute.

3. Verhit die oorblywende 2 eetlepels olyfolie in 'n groot pan oor medium-hoë hitte. voeg pastinaak en pere by; Kook vir 10 minute of totdat die pastinaak bros en sag is, roer af en toe. voeg peernektar by; Kook vir 5 minute of tot die sous effens verdik. Sprinkel tiemie oor.

4. Sny die braaivleis in dun skywe. Die vleis word bedien met pastinaak en pere.

*Wenk: Bison is baie maer en kook vinniger as beesvleis. Die vleis is ook rooier van kleur as beesvleis, so jy kan nie op visuele leidrade staatmaak om gaarheid te bepaal nie. Jy sal 'n vleistermometer nodig hê om te weet wanneer die vleis gaar is. 'n Oondtermometer is ideaal, maar nie 'n noodsaaklikheid nie.

KOFFIE-GESMOORDE BISON KORTRIB MET MANDARYN GREMOLATA EN SELDERYWORTELPASTA

VOORBEREIDING: 15 minute kook: 2 uur 45 minute: 6 porsies

BISON-KORTRIBBETJIES IS GROOT EN VLEISAGTIG. HULLE BENODIG 'N GOEIE LANG KOOK IN VLOEISTOF OM SAG TE WORD. GREMOLATA MET MANDARYNSKIL VERSTERK DIE GEUR VAN HIERDIE HEERLIKE GEREG.

MARINADE
- 2 koppies water
- 3 koppies sterk koffie, afgekoel
- 2 koppies vars mandarynsap
- 2 eetlepels gekapte vars roosmaryn
- 1 teelepel grofgemaalde swartpeper
- 4 pond bison kort ribbetjies, tussen ribbes gesny om te skei

STOMENDE
- 2 eetlepels olyfolie
- 1 teelepel swartpeper
- 2 koppies gekapte ui
- ½ koppie gekapte sjalotte
- 6 knoffelhuisies, fyn gekap
- 1 jalapeño brandrissie, ontpit en gekap (sien<u>wenk</u>)
- 1 koppie sterk koffie
- 1 koppie vleisbeenbouillon (sien<u>resep</u>) of beesvleissop sonder bygevoegde sout
- ¼ koppie Paleo-ketchup (sien<u>resep</u>)

2 eetlepels Dijon-mosterd (sien<u>resep</u>)
3 eetlepels appelasyn
Selderywortelpulp (sien<u>resep</u>, hieronder)
Mandaryns Gremolata (sien<u>resep</u>, regs)

1. Vir die marinade, kombineer water, verkoelde koffie, mandarynsap, roosmaryn en swartpeper in 'n groot nie-reaktiewe houer (glas of vlekvrye staal). voeg ribbes by. Plaas indien nodig 'n bord bo-op die ribbetjies om dit onder te dompel. Bedek en verkoel vir 4-6 uur, herrangskik en meng een keer.

2. Vir die potbraai, voorverhit die oond tot 325°F. Dreineer die ribbetjies en gooi die marinade weg. Droog die ribbes met 'n papierhanddoek. Verhit olyfolie in 'n groot Nederlandse oond oor medium-hoë hitte. Geur die ribbetjies met swartpeper. Braai die ribbetjies in sarsies tot bruin aan alle kante, sowat 5 minute per bondel. Plaas op 'n groot bord.

3. Voeg die ui, sjalot, knoffel en jalapeno by die pan. Verlaag hitte tot medium, bedek en kook tot groente sag is. Roer hulle af en toe vir sowat 10 minute. Voeg koffie en sous by; roer en skraap die bruin stukkies af. Voeg Paleo-ketchup, Dijon-styl mosterd en asyn by. Dit kook. voeg ribbes by. Bedek en sit in die oond. Kook tot die vleis sag is, sowat 2 uur en 15 minute, roer liggies en herrangskik die ribbetjies een of twee keer.

4. Plaas die ribbetjies op 'n bord; Tent met foelie om warm te hou. skep vet van die oppervlak van die sous af. Kook die sous vir 2 koppies, sowat 5 minute.

Verdeel die selderywortelpuree tussen 6 borde; Top met ribbetjies en sous. Sprinkel tangerine gremolata oor.

Selderywortelmash: In 'n groot kastrol, kombineer 3 pond selderywortel, geskil en in 1-duim-stukke gesny, en 4 koppies hoenderbeenbouillon (sien<u>resep</u>) of ongesoute hoendersop. dit kook; Verlaag die hitte. Dreineer die selderywortel en behou die sous. Plaas die selderywortel terug in die pot. Voeg 1 eetlepel olyfolie en 2 teelepels gekapte vars tiemie by. Druk die selderywortel fyn met 'n aartappeldrukker en voeg 'n paar eetlepels sous by om die verlangde konsekwentheid te bereik.

Mandaryn Gremolata: In 'n klein bak, gooi ½ koppie vars pietersielie, 2 eetlepels fyngekapte mandarynskil en 2 gemaalde knoffelhuisies.

BEES BEEN SOUS

VOORBEREIDING: 25 minute rooster: 1 uur kook: 8 uur voorbereiding: 8-10 koppies

'N UITERS SMAAKLIKE SOUS WORD VAN DIE ONTBEENDE BEESSTERTE GEMAAKDIT KAN GEBRUIK WORD IN ENIGE RESEP WAT BEESVLEISAFTREKSEL VEREIS – OF BLOOT AS 'N WEGNEEMKOPPIE ENIGE TYD VAN DIE DAG. ALHOEWEL DIT VROEËR VAN OSSE AFKOMSTIG WAS, WORD BEESSTERTE NOU VAN BEESTE VERKRY.

- 5 wortels, grof gekap
- 5 stokkies seldery, grof gekap
- 2 geel uie, ongeskil, in die helfte gesny
- 8 onse wit sampioene
- 1 knoffelhuisie, ongeskil, in die helfte gesny
- 2 kilo beesstertbene of beesvleisbene
- 2 tamaties
- 12 koppies koue water
- 3 lourierblare

1. Voorverhit oond tot 400°F. Rangskik die wortels, seldery, ui, sampioene en knoffel in 'n groot oondbak of vlak bak. Plaas die bene bo-op die groente. Meng die tamaties in 'n voedselverwerker tot glad. Vir die slaaisous, smeer die tamaties op die been (dit is goed as van die puree op die pan en op die groente drup). Bak vir 1-1,5 uur, of totdat die bene diepbruin is en die groente gekaramelliseer is. Plaas die bene en groente oor na 'n 10-12 liter oond of pot. (As van die

tamatiemengsel op die bodem van die pan karameliseer, gooi 1 koppie warm water in die pan en krap enige stukkies op. Gooi die vloeistof oor die bene en groente en verminder die water met 1 koppie.

2. Bring die mengsel stadig oor medium-hoë hitte tot kookpunt. Verminder hitte; Bedek die sous en prut vir 8-10 uur, roer af en toe.

3. Syg die sous deur; Gooi bene en groente weg. koel sous; Plaas sous oor na houers en verkoel vir tot 5 dae; Kan vir 3 maande gevries word. *

Slow Cooker Instruksies: Vir 'n 6- tot 8-kwart stadige kookplaat, gebruik 1 pond beesvleisbeen, 3 wortels, 3 selderystokkies, 1 geel ui en 1 rooi ui. Puree 1 tamatie en rasper dit op die bene. Kook soos aangedui en voeg die bene en groente by die stadige kookplaat. Skraap die gekaramelliseerde tamaties soos aangedui en voeg by die stadige kookplaat. Voeg genoeg water by om te bedek. Bedek en kook oor hoë hitte totdat die sous tot kookpunt kom, sowat 4 uur. Verminder hitte tot laag; Kook vir 12-24 uur. aftreksel sop; Gooi bene en groente weg. Berg soos aangedui.

*Wenk: Om die vet maklik uit die sous te verwyder, hou die sous oornag in die yskas in 'n bedekte houer. Die vet styg na bo en vorm 'n soliede laag wat maklik afgeskraap word. Die sous kan verdik na afkoeling.

GERASPERDE VARKSKOUER OP TUNISIESE SPESERYE MET PITTIGE PATAT-FRITES

VOORBEREIDING: 25 minute bak: 4 uur bak: 30 minute voorbereiding: 4 porsies

DIT IS 'N WONDERLIKE GEREG OP 'N KOEL HERFSDAG. ONS KOOK DIE VLEIS VIR URE IN DIE OOND, SO DIE HUIS RUIK HEERLIK EN JY HET TYD VIR ANDER DINGE. OONDGEBAKTE PATATPATATS SAL NIE SO BROS SOOS WIT AARTAPPELS WEES NIE, MAAR DIT IS HEERLIK OP HUL EIE, VERAL AS DIT IN KNOFFELMAYONNAISE GEDOOP WORD.

VARKVLEIS
- 1 2½-3 pond varkskouer met been
- 2 teelepels gemaalde ancho chili pepers
- 2 teelepels gemaalde komyn
- 1 teelepel komyn, effens fyngedruk
- 1 teelepel gemaalde koljander
- ½ teelepel gemaalde borrie
- ¼ teelepel gemaalde kaneel
- 3 eetlepels olyfolie

SLAPTJIPS
- 4 medium patats (ongeveer 2 pond), geskil en in ½-duim wiggies gesny
- ½ teelepel fyngemaakte rooipeper
- ½ teelepel uiepoeier
- ½ teelepel knoffelpoeier
- olyf olie

1 rooi ui, dun gesny

Paleo Aïoli (knoffelmayonnaise) (sien<u>resep</u>)

1. Voorverhit oond tot 300°F. Sny die vet van die vleis af. In 'n klein bak, kombineer gemaalde ancho-rissies, gemaalde komyn, komyn, koljander, borrie en kaneel. Sprinkel die vleis met die speserymengsel; Vryf dit eweredig met jou vingers in die vleis in.

2. Verhit 1 eetlepel olyfolie oor medium-hoë hitte in 'n 5-6 liter oondvaste Nederlandse oond. Braai die varkvleis aan alle kante in warm olie. Bedek en prut vir sowat 4 uur, of tot baie sag en 'n vleistermometer lees 190°F. Verwyder die Nederlandse oond uit die oond. Laat bedek terwyl jy die patats en uie voorberei, behou 1 eetlepel van die vet in die Nederlandse oond.

3. Verhoog oondtemperatuur tot 400 F. Vir patat-frites, kombineer patats, oorblywende 2 eetlepels olyfolie, fyngemaakte rooipeper, uiepoeier en knoffelpoeier in 'n groot bak. jas in te gooi. Voer 'n groot skinkbord of twee kleineres met foelie uit; Smeer met bykomende olyfolie. Rangskik die patats in een laag op die voorbereide bakplaat. Bak vir sowat 30 minute of tot sag, draai die garings een keer halfpad deur bak.

4. Verwyder intussen die vleis uit die Hollandse oond. Bedek met foelie om warm te hou. Dreineer, dreineer 1 eetlepel vet. Plaas die gereserveerde vet terug in die Nederlandse oond. voeg uie by; Kook oor medium-hoë hitte vir sowat 5 minute of tot sag, roer af en toe.

5. Plaas die vark en ui op 'n bord. Gebruik twee vurke en trek die vark in groot stukke. Vark en patat bedien met Paleo Aïoli.

KUBAANSE GEROOSTERDE VARKSKOUER

VOORBEREIDING: Marinering 15 minute: 24 uur Braai: 2 uur 30 minute Stand: 10 minute Bereiding: 6-8 porsies

BEKEND AS "LECHON ASADO" IN SY LAND VAN HERKOMS, HIERDIE GEBRAAIDE VARKVLEIS WORD GEMARINEER IN 'N MENGSEL VAN VARS SITRUSSAPPE, SPESERYE, FYNGEDRUKTE ROOIPEPER EN 'N HEEL UI VAN GEMAALDE KNOFFEL. GEKOOK OOR WARM KOLE NADAT DIT OORNAG IN 'N MARINADE GEWEEK IS, GEE DIT 'N WONDERLIKE GEUR.

- 1 knoffelhuisie, huisie geskei, geskil en gekap
- 1 koppie grof gekapte ui
- 1 koppie olyfolie
- 1⅓ koppie vars lemmetjiesap
- ⅔ koppie vars lemoensap
- 1 eetlepel gemaalde komyn
- 1 eetlepel gedroogde origanum, gekap
- 2 teelepels varsgemaalde swartpeper
- 1 teelepel fyngedrukte rooipeper
- 1 4-5 kilo ontbeende varkskouer

1. Vir die marinade, sny die knoffel in huisies. skil en kap die naeltjies; plaas in 'n groot bak. Voeg die ui, olyfolie, lemmetjiesap, lemoensap, komyn, origanum, swartpeper en fyngemaakte rooipeper by. Meng goed en hou eenkant.

2. Prik die gebraaide varkvleis diep met 'n uitbeningsmes. Sit dit versigtig in die gebraaide marinade, gooi

soveel vloeistof as moontlik onder dit. Bedek die bak styf met kleefplastiek. Marineer in die yskas vir 24 uur, draai een keer om.

3. Verwyder die vark uit die marinade. Gooi die marinade in 'n mediumgrootte pan. dit kook; Laat dit vir 5 minute kook. Haal van die stoof af en laat afkoel. Jy het my eenkant gesit.

4. Vir houtskoolrooster, plaas medium-warm kole om 'n drupbak. Kontroleer die pan oor medium hitte. Plaas die vleis op die bakrak bokant die drupbak. Bedek en rooster vir 2½ tot 3 uur, of totdat 'n kitsleestermometer 140 ° F in die middel lees. (Vir gasbraaier, voorverhit rooster. Verminder hitte tot medium-laag. Stel vir indirekte rooster. Plaas vleis op roosterrak oor brander. Bedek en rooster soos aangedui.) Verwyder vleis van rooster. Bedek met foelie en laat rus vir 10 minute voordat dit gesny of geskil word.

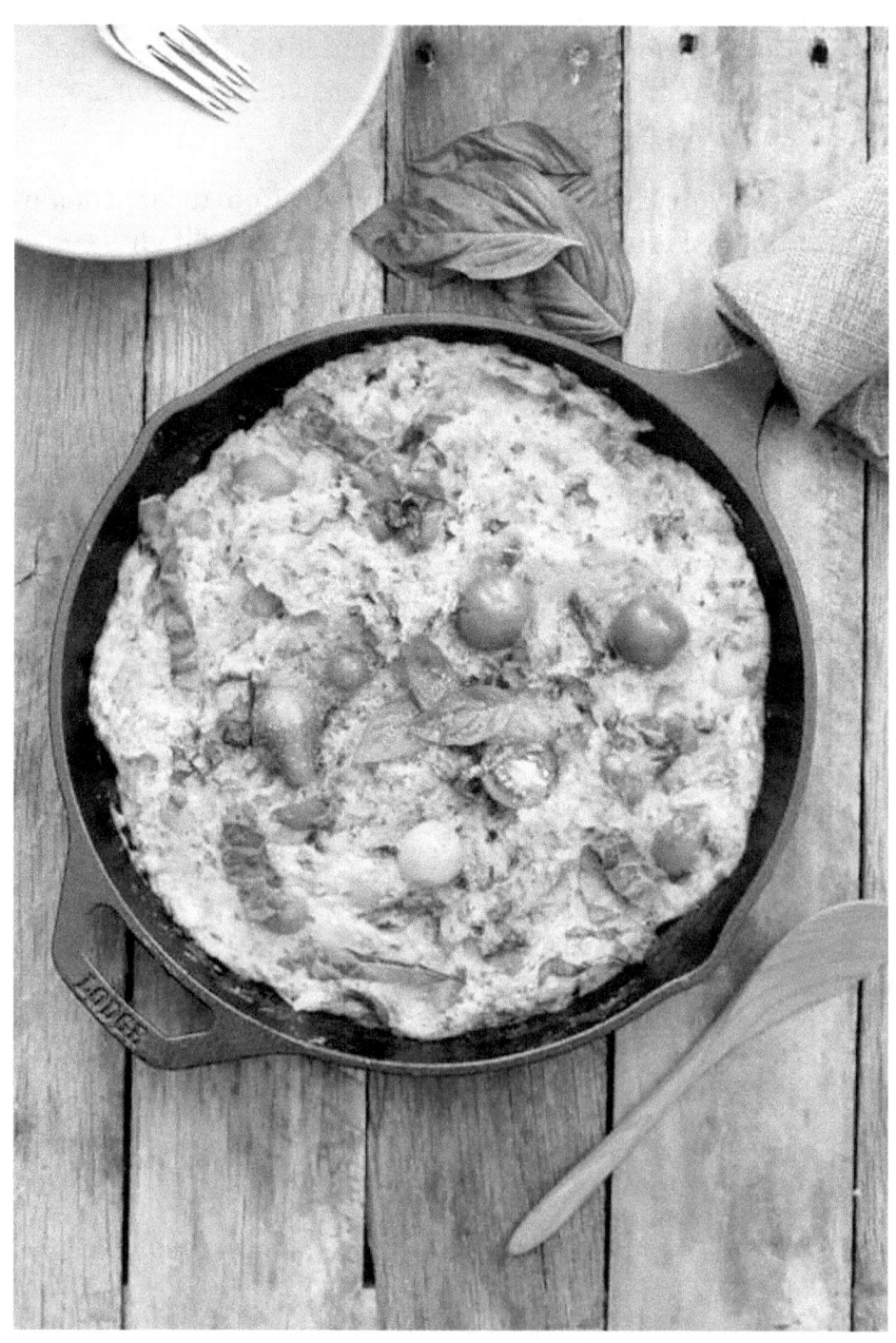

GEROOSTERDE VARKVLEIS MET ITALIAANSE SPESERYE EN GROENTE

VOORBEREIDING: 20 minute Bak: 2 uur 25 minute Staan: 10 minute Bereiding: 8 porsies

"VARS IS DIE BESTE" IS 'N GOEIE MANTRAWAT DIE MEESTE VAN DIE TYD TYDENS KOOK GEVOLG MOET WORD. GEDROOGDE KRUIE IS EGTER BAIE GESKIK OM IN VLEIS IN TE VRYF. WANNEER KRUIE GEDROOG WORD, WORD HUL GEUR GEKONSENTREER. HULLE STEL HUL GEURE VRY WANNEER HULLE MET DIE VOG VAN DIE VLEIS IN AANRAKING KOM, SOOS IN HIERDIE ITALIAANSE-STYL BRAAIVLEIS GEGEUR MET PIETERSIELIE, VINKEL, ORIGANUM, KNOFFEL EN PITTIGE FYNGEDRUKTE ROOIPEPER.

- 2 eetlepels gedroogde pietersielie, gekap
- 2 eetlepels vinkelsaad, fyngemaak
- 4 teelepels gedroogde origanum, fyngemaak
- 1 teelepel varsgemaalde swartpeper
- ½ teelepel fyngemaakte rooipeper
- 4 knoffelhuisies, fyn gekap
- 1 4-kilo varkskouer met been
- 1-2 eetlepels olyfolie
- 1¼ koppies water
- 2 middelslag uie, geskil en in ringe gesny
- 1 groot vinkelbol, afgewerk, ontkern en in skywe gesny
- 2 kilo Brusselse spruite

1. Voorverhit oond tot 325°F. Meng die pietersielie, vinkelsaad, origanum, swartpeper, fyngedrukte rooipeper en knoffel in 'n klein bak. sit dit eenkant. Maak die gebraaide vark los indien nodig. Sny die vet van die vleis af. Vryf alle kante van die vleis met die speserymengsel in. Indien nodig, bind die braai weer vas om dit bymekaar te hou.

2. Verhit olie in 'n Nederlandse oond oor medium-hoë hitte. Braai die vleis aan alle kante in die warm olie. Dreineer die vet af. Gooi die water om die braai in die Nederlandse oond. Bak onbedek vir een en 'n half uur. Plaas die ui en vinkel om die gebraaide varkvleis. Bedek en bak vir nog 30 minute.

3. Sny intussen die spruite van die Brusselse spruite af en verwyder die verlepte buitenste blare. Halwe Brusselse spruite. Plaas Brusselse spruite in Hollandse oond en smeer oor ander groente. Bedek en prut vir nog 30-35 minute, of tot die groente en vleis sag is. Plaas die vleis op 'n bord en bedek met aluminiumfoelie. Laat staan vir 15 minute voor jy dit in skywe sny. Gooi groente met pansappe om te bedek. Gebruik 'n gaatjieslepel en verwyder die groente uit die bak of skottel. bedek om warm te bly.

4. Verwyder die vet uit die pan met 'n groot lepel. Gooi die oorblywende potsap deur 'n filter. Sny die vark en verwyder die been. Sit die vleis voor met groente en pansappe.

SLOW COOKER VARK MOLE

VOORBEREIDING:20 minute stadige kook: 8-10 uur (laag) of 4-5 uur (hoë) opbrengs: 8 porsies

MET KOMYN, KOLJANDER, ORIGANUM, TAMATIES, AMANDELS, ROSYNE, BRANDRISSIE EN SJOKOLADEHIERDIE RYK EN GEURIGE SOUS GEE 'N PUNCH - OP 'N BAIE GOEIE MANIER. 'N IDEALE MAALTYD OM DIE OGGEND TE BEGIN VOOR JY DIE DAG AANPAK. WANNEER JY BY DIE HUIS KOM, IS AANDETE AMPER GEREED – EN JOU HUIS RUIK ONGELOOFLIK.

- 1 3-kilo beenlose varkskouer
- 1 koppie grof gekapte ui
- 3 knoffelhuisies, in skywe gesny
- 1½ koppies vleisbeenbouillon (sien<u>resep</u>), hoenderbeenbouillon (sien<u>resep</u>) of bees- of hoendersop sonder bygevoegde sout
- 1 eetlepel gemaalde komyn
- 1 eetlepel gemaalde koljander
- 2 teelepels gedroogde origanum, gekap
- 1 15-ons blikkie tamaties in blokkies gesny sonder bygevoegde sout, gedreineer
- 1 6-ounce blikkie tamatiepasta sonder bygevoegde sout
- ½ koppie gesnyde amandels, gerooster (sien<u>wenk</u>)
- ¼ koppie ongeswaelde goue rosyne of korente
- 2 ons onversoete sjokolade (soos Scharffen Berger 99% kakaostafies), grof gekap
- 1 gedroogde heel ancho of chipotle-rissiepeper

2 4-duim kaneelstokkies

¼ koppie vars koljander

1 avokado, geskil, ontpit en in dun skywe gesny

Sny 1 lemmetjie in skywe

⅓ koppie geroosterde, ongesoute groen pampoenpitte (opsioneel) (sien<u>wenk</u>)

1. Sny die vet van die gebraaide varkvleis af. Indien nodig, sny die vleis af om in 'n 5-6 liter stadige kookplaat te pas. sit dit eenkant.

2. Meng die ui en knoffel in 'n stadige kookplaat. In 'n 2-koppie glas maatbeker, kombineer die vleisbeenbouillon, komyn, koriander en origanum. gooi in die stoof. Roer die blokkies tamaties, tamatiepasta, amandels, rosyne, sjokolade, gedroogde rissies en kaneelstokkies by. Sit die vleis in die oond. Gooi 'n bietjie tamatiemengsel bo-oor. Bedek en kook op laag vir 8-10 uur, of op hoog vir 4-5 uur, of totdat die vark sag is.

3. Plaas die vark op 'n snyplank; laat dit bietjie afkoel. Sny die vleis in blokkies met twee vurke. Bedek die vleis met aluminiumfoelie en hou eenkant.

4. Verwyder en gooi die gedroogde brandrissies en kaneelstokkies weg. Verwyder die vet uit die tamatiemengsel met 'n groot lepel. Plaas die tamatiemengsel oor na 'n blender of voedselverwerker. Bedek en meng of verwerk tot amper glad. Voeg die pulled pork en sous by die slow cooker. Hou warm op lae hitte vir tot 2 uur voor opdiening.

5. Net voor opdiening, roer die koljander by. Bedien die mol in bakkies en garneer met avokadoskywe, lemmetjiewiggies en, indien verkies, pampoenpitte.

VARK- EN PAMPOENBREDIE GEGEUR MET KOMYN

VOORBEREIDING:Kook 30 minute: 1 uur Maak: 4 porsies

PEPERIGE MOSTERDGROENTE EN BOTTERSKORSIEVOEG HELDER KLEURE EN 'N MAGDOM VITAMIENE, VESEL EN FOLIENSUUR BY HIERDIE BREDIE GEKRUID MET OOS-EUROPESE GEURE.

- 1 1¼ tot 1½ pond varkskouer
- 1 eetlepel paprika
- 1 eetlepel komyn, fyn gekap
- 2 teelepels droë mosterd
- ¼ teelepel rooipeper
- 2 eetlepels verfynde klapperolie
- 8 onse vars sampioene, in dun skywe gesny
- 2 stingels seldery, dwars in 1-duim-skywe gesny
- 1 klein rooi ui in dun skywe gesny
- 6 knoffelhuisies, fyn gekap
- 5 koppies hoenderbeenbouillon (sien<u>resep</u>) of hoendersop sonder bygevoegde sout
- 2 koppies gesnyde, geskil botterskorsie
- 3 koppies grof gekapte, gesnyde mosterdgroen of boerenkool
- 2 eetlepels gebraaide vars salie
- ¼ koppie vars suurlemoensap

1. Sny die vet van die varkvleis af. Sny varkvleis in 1,5-duim blokkies; plaas in 'n groot bak. Meng die paprika, komyn, droë mosterd en rooipeper in 'n klein bak. Sprinkel oor die vark en versprei eweredig.

2. Verhit klapperolie in 'n 4-5 liter oond oor medium-hoë hitte. Voeg die helfte van die vleis by; braai tot bruin, roer af en toe. Verwyder die vleis uit die pan. Herhaal met oorblywende vleis. sit die vleis eenkant.

3. Plaas die sampioene, seldery, rooi ui en knoffel in die Hollandse oond. Kook vir 5 minute, roer af en toe. Plaas die vleis terug in die Nederlandse oond. Voeg die hoenderbeenbouillon versigtig by. dit kook; Verlaag die hitte. Bedek en prut vir 45 minute. Roer die pampoen by. Bedek en prut vir nog 10-15 minute, of tot die vark en stampmielies sag is. Roer die mosterdgroente en salie by. Kook vir 2-3 minute of tot die groente sag is. Roer die suurlemoensap by.

VRUGTEGEVULDE LENDENES MET BRANDEWYNSOUS

VOORBEREIDING:30 minute kook: 10 minute bak: 1 uur 15 minute staan: 15 minute Bereiding: 8-10 porsies

HIERDIE ELEGANTE BRAAI IS PERFEK'N SPESIALE GELEENTHEID OF 'N FAMILIEBYEENKOMS - VERAL IN DIE HERFS. SY GEURE – APPEL, NEUTMUSKAAT, GEDROOGDE VRUGTE EN PEKANNEUT – VANG DIE ESSENSIE VAN HIERDIE SEISOEN VAS. BEDIEN MET PATATPUREE, BOSBESSIE EN GEROOSTERDE BEETKOOLSLAAI (SIEN<u>RESEP</u>).

GEROOSTERDE VLEIS
  1 eetlepel olyfolie
  2 koppies gekapte, geskil Granny Smith-appels (ongeveer 2 medium)
  1 sjalot, fyn gekap
  1 eetlepel gekapte vars tiemie
  ¾ teelepel varsgemaalde swartpeper
  ⅛ teelepel gemaalde neutmuskaat
  ½ koppie gekapte swaelvrye gedroogde appelkose
  ¼ koppie gekapte pekanneute, gerooster (sien<u>wenk</u>)
  1 koppie hoenderbeenbouillon (sien<u>resep</u>) of hoendersop sonder bygevoegde sout
  1 3 kilo ontbeende gebraaide varkvleis sonder been (lende)

BRANDEWYN SOUS
  2 eetlepels sider
  2 eetlepels brandewyn

1 teelepel Dijon-mosterd (sien<u>resep</u>)

Varsgemaalde swartpeper

1. Vir die vulsel, verhit olyfolie in 'n groot pan oor medium-hoë hitte. Voeg appels, sjalotte, tiemie, ¼ teelepel peper, en neutmuskaat by; Kook vir 2-4 minute of totdat die appels en salotte sag en liggoud is, roer af en toe. Roer die appelkose, pekanneute en 1 eetlepel sous by. Kook onbedek vir 1 minuut om die appelkose sag te maak. Verwyder van die hitte en hou eenkant.

2. Voorverhit oond tot 325°F. Vlinder die gebraaide vark deur die middel van die braai in die lengte af te sny en die ander kant 'n halfduim uitmekaar te sny. Smeer die braaivleis. Plaas die mes in die V-snit, horisontaal na die een kant van die V, en sny 'n halwe duim van die kant af. Herhaal aan die ander kant van V. Smeer die braaivleis uit en bedek met kleefplastiek. Stamp die braai van die middel tot by die rande totdat dit sowat 1 cm dik is met 'n vleishamer. Verwyder en gooi kleefplastiek weg. Smeer die vulsel op die braai. Begin van die een kort kant af, rol die braai in 'n spiraal. Bind dit op verskeie plekke vas met 100% katoen kombuistou om die braai aanmekaar te hou.

3. Plaas die braai op 'n draadrak in 'n vlak pan. Steek 'n oondtermometer in die middel van die braaivleis (nie in die vulsel nie). Bak, onbedek, 1 uur 15 minute tot 1 uur 30 minute, of totdat 'n termometer 145 ° F registreer. Verwyder braaivleis en bedek losweg met foelie; Laat staan vir 15 minute voor jy dit in skywe sny.

4. Voeg intussen die oorblywende sous en sider by die brandewynsous in die pan, en krap die bruin stukke met 'n klitser uit. Dreineer die druppels in 'n medium kruik. dit kook; kook vir sowat 4 minute of totdat die sous met 'n derde verminder is. Roer brandewyn en Dijon-mosterd by. Geur met nog peper. Bedien die sous saam met die gebraaide varkvleis.

PORCHETTA-STYL GEBRAAIDE VARKVLEIS

VOORBEREIDING:Marineer 15 minute: Oornag staan: 40 minute Bak: 1 uur Bereiding: 6 porsies

TRADISIONELE ITALIAANSE PORCHETTA(SOMS PORKETTA IN AMERIKAANS ENGELS) IS 'N ONTBEENDE SPEENVARK GEVUL MET KNOFFEL, VINKEL, PEPER EN KRUIE SOOS SALIE OF ROOSMARYN, DAN GESPITS EN OOR HOUT GEROOSTER. HULLE IS OOK GEWOONLIK SWAAR GESOUT. HIERDIE PALEO-WEERGAWE IS VEREENVOUDIG EN BAIE LEKKER. VERVANG DIE SALIE MET VARS ROOSMARYN AS JY WIL, OF GEBRUIK 'N MENGSEL VAN ALBEI KRUIE.

- 1 2-3 pond ontbeende varklende
- 2 eetlepels vinkelsaad
- 1 teelepel swartpeperkorrels
- ½ teelepel fyngemaakte rooipeper
- 6 knoffelhuisies, fyn gekap
- 1 eetlepel fyngekapte lemoenskil
- 1 eetlepel vars salie
- 3 eetlepels olyfolie
- ½ koppie droë witwyn
- ½ koppie hoenderbeenbouillon (sien<u>resep</u>) of hoendersop sonder bygevoegde sout

1. Haal die gebraaide vark uit die yskas; Laat staan by kamertemperatuur vir 30 minute. In 'n klein pan, rooster die vinkelsaad oor medium-hoë hitte, roer gereeld, vir ongeveer 3 minute, of tot donker en geurig; koel. Plaas in 'n speserymeul of 'n skoon

koffiemeul. Voeg die peperkorrels en fyngemaakte rooipeper by. Maal tot medium fyn konsekwentheid. (Moenie tot 'n poeier maal nie.)

2. Voorverhit oond tot 325°F. In 'n klein bak, meng die gemaalde speserye, knoffel, lemoenskil, salie en olyfolie tot 'n pasta. Plaas die gebraaide vark op 'n rak in 'n klein pan. Vryf die mengsel oor die hele varkvleis. (As jy wil, plaas gekruide varkvleis in 'n 9×13×2-duim-glas-bakkie. Bedek met kleefplastiek en verkoel oornag om te marineer. Voor kook, dra vleis oor na 'n roosterpan en laat staan by kamertemperatuur vir 30 minute voor dit gaargemaak word..)

3. Rooster die vark vir 1 tot 1,5 uur, of totdat 'n kitsleestermometer 145°F in die middel lees. Plaas die gebraaide op 'n snyplank en bedek dit losweg met aluminiumfoelie. Laat staan vir 10-15 minute voor jy dit in skywe sny.

4. Gooi intussen die sap in die pan in 'n glasmaatbeker. Skuim vet van bo af af; sit dit eenkant. Plaas die pan op die stoof. Gooi die wyn en hoenderbouillon in die pan. Bring tot kookpunt oor medium-hoë hitte, roer om enige bruin stukkies op te krap. Kook vir sowat 4 minute of totdat die mengsel effens sag word. Roer sappe uit gereserveerde pan by; Las. Sny die vark en bedien saam met die sous.

TOMATILLO-GESMOORDE VARKLENDE

VOORBEREIDING:40 minute Bak: 10 minute Gaarmaak: 20 minute Bak: 40 minute Staan: 10 minute Bereiding: 6-8 porsies

TAMATIES HET 'N TAAI, SAPPIGE LAAGONDER HUL PAPIERVELLE. NADAT JY DIE VEL VERWYDER HET, SPOEL DIT VINNIG ONDER LOPENDE WATER EN DIT IS GEREED OM TE GEBRUIK.

- 1 pond tamaties, geskil, ontstingel en afgespoel
- 4 serrano-rissies met stingels, ontpit en gehalveer (sienwenk)
- 2 jalapeños met stingels, ontpit en gehalveer (sienwenk)
- 1 groot geel soetrissie met stingels, ontpit en gehalveer
- 1 groot lemoen soetrissie met stingels, ontpit en gehalveer
- 2 eetlepels olyfolie
- 1 2-2,5 kilo ontbeende varklende, gebraai
- 1 groot geel ui, geskil, gehalveer en in dun skywe gesny
- 4 knoffelhuisies, fyn gekap
- ¾ koppie water
- ¼ koppie vars lemmetjiesap
- ¼ koppie vars koljander

1. Voorverhit braaikuikens op hoog. Voer 'n bakplaat uit met aluminiumfoelie. Rangskik die tamaties, serrano-chiles, jalapenos en soetrissies in die voorbereide pan. Rooster die groente van die hitte vir 10-15 minute tot mooi bruin, draai die tamaties af en toe om en verwyder die groente as dit verkool is. Plaas die

serranos, jalapenos en tamaties in 'n bak. Plaas die soetrissies op 'n bord. Plaas die groente eenkant om af te koel.

2. Verhit olie in 'n groot pan oor medium-hoë hitte tot glinsterend. Dep die gebraaide vark droog met 'n skoon papierhanddoek en plaas in die pan. Braai goed aan alle kante en laat die braai eweredig verbruin. Sit die braaivleis op 'n bord. Verminder hitte tot medium. Voeg ui by pan; kook en roer vir 5-6 minute of tot goudbruin. Voeg knoffel by; Laat kook vir nog 1 minuut. Haal die pan van die stoof af.

3. Voorverhit oond tot 350°F. Vir die tamatiesous, kombineer die tamaties, serranos en jalapenos in 'n voedselverwerker of blender. Bedek en meng of verwerk tot glad; Voeg uie by die pan. Plaas die pan terug na die hitte. dit kook; Kook vir 4-5 minute of tot mengsel donker en dik is. Roer die water, lemmetjiesap en koljander by.

4. Smeer die tamatiesous in 'n vlak pan of 'n 3-kwart reghoekige oondbak. Plaas die gebraaide vark in die sous. Bedek styf met foelie. Bak vir 40-45 minute of tot 'n kitsleestermometer 140°F in die middel lees.

5. Sny die soetrissie in repe. Meng dit met die tamatiesous in die pan. Los tent met foelie; Laat staan vir 10 minute. sny vleis; meng die sous. Die gesnyde varkvleis word mildelik bedien met tamatiesous.

VARKFILET GEVUL MET APPELKOSE

VOORBEREIDING:20 minute Bak: 45 minute Staan: 5 minute Bereiding: 2-3 porsies

- 2 medium vars appelkose, grof gekap
- 2 eetlepels swaelvrye rosyne
- 2 eetlepels gemaalde okkerneute
- 2 teelepels gerasperde vars gemmer
- ¼ teelepel gemaalde kardemom
- 1 12-ons varkhaas
- 1 eetlepel olyfolie
- 1 eetlepel Dijon-mosterd (sien<u>resep</u>)
- ¼ teelepel swartpeper

1. Voorverhit oond tot 375°F. Voer 'n skinkbord met aluminiumfoelie uit; Plaas 'n bakplaat op die bakplaat.

2. Meng die appelkose, rosyne, okkerneute, gemmer en kardemom in 'n klein bakkie.

3. Sny die middel van die vark in die lengte, laat 1 duim van die ander kant af. vlinder op. Plaas die vark tussen twee velle kleefplastiek. Gebruik die plat kant van 'n vleishamer en stamp die vleis liggies totdat dit ongeveer 1/2 duim dik is. Vou die agterkant in om 'n gelyke reghoek te maak. Vryf die vleis liggies om dit ewe dik te maak.

4. Smeer die perskemengsel op die vark. Begin by die smal punt en rol die vark op. Bind met 100% katoen

kombuistou, eers in die middel en dan met 1-duim-intervalle. Plaas die braai op die rooster.

5. Meng olyfolie en Dijon-mosterd. smeer oor die braai. Besprinkel die braaivleis met peper. Bak vir 45-55 minute of totdat 'n kitsleestermometer 140°F in die middel lees. Laat staan vir 5-10 minute voor jy dit in skywe sny.

VARKFILET MET KRUIEKORS EN BROS KNOFFELOLIE

VOORBEREIDING:15 minute bak: 30 minute kook: 8 minute staan: 5 minute voorbereiding: 6 porsies

- ⅓ koppie Dijon-mosterd (sien<u>resep</u>)
- ¼ koppie gekapte vars pietersielie
- 2 eetlepels gekapte vars tiemie
- 1 eetlepel gekapte vars roosmaryn
- ½ teelepel swartpeper
- 2 12 oz varkfilet
- ½ koppie olyfolie
- ¼ koppie gemaalde vars knoffel
- ¼-1 teelepel fyngedrukte rooipeper

1. Voorverhit oond tot 450°F. Voer 'n skinkbord met aluminiumfoelie uit; Plaas 'n bakplaat op die bakplaat.

2. Meng die mosterd, pietersielie, tiemie, roosmaryn en swartpeper in 'n klein bak om 'n pasta te maak. Smeer die mosterd-en-kruiemengsel oor die bo- en kante van die varkvleis. Plaas die vark na die oond. sit die braai in die oond; Verlaag temperatuur tot 375°F. Bak vir 30-35 minute of totdat 'n kitsleestermometer 140°F in die middel lees. Laat staan vir 5-10 minute voor jy dit in skywe sny.

3. Meng intussen die olyfolie en knoffel met die knoffelolie in 'n klein pan. Kook oor medium-hoë hitte vir 8-10 minute of tot die knoffel goudbruin en bros is (moenie dat dit aanbrand nie). Verwyder van hitte;

roer die fyngemaakte rooipeper by. skywe varkvleis;
Voor opdiening, sprinkel die skywe met knoffelolie.

INDIESE GEKRUIDE VARKVLEIS MET KLAPPERPANSOUS

VAN BEGIN TOT EINDE: 20 minute voorbereidingstyd: 2 porsies

- 3 teelepels kerriepoeier
- 2 teelepels ongesoute garam masala
- 1 teelepel gemaalde komyn
- 1 teelepel gemaalde koljander
- 1 12-ons varkhaas
- 1 eetlepel olyfolie
- ½ koppie natuurlike klappermelk (soos Nature's Way-handelsmerk)
- ¼ koppie vars koljander
- 2 eetlepels gebraaide vars kruisement

1. Meng 2 teelepels kerriepoeier, garam masala, komyn en koljander in 'n klein bakkie. Sny varkvleis in ½ duim dik skywe; Besprinkel met speserye. .

2. Verhit olyfolie in 'n groot pan oor medium-hoë hitte. Voeg varktjops by pan; Kook vir 7 minute, draai een keer om. Verwyder die vark uit die pan. bedek om warm te bly. Voeg die klappermelk en oorblywende 1 teelepel kerriepoeier by die pan en roer om enige stukke op te krap. Prut vir 2-3 minute. Roer die koriander en kruisement by. Voeg varkvleis by; kook tot deurwarm, gooi die sous oor die vark.

VARK SCALOPPINI MET GEKRUIDE APPELS EN KASTAIINGS

VOORBEREIDING:20 minute kook: 15 minute voorbereiding: 4 porsies

- 2 12 oz varkfilet
- 1 eetlepel uie poeier
- 1 eetlepel knoffelpoeier
- ½ teelepel swartpeper
- 2-4 eetlepels olyfolie
- 2 Fuji- of Pink Lady-appels, geskil, ontkern en grof gekap
- ¼ koppie fyngekapte salotte
- ¾ teelepel gemaalde kaneel
- ⅛ teelepel gemaalde naeltjies
- ⅛ teelepel gemaalde neutmuskaat
- ½ koppie hoenderbeenbouillon (sienresep) of hoendersop sonder bygevoegde sout
- 2 eetlepels vars suurlemoensap
- ½ koppie geroosterde kastaiings in hul doppe, gekap* of gekapte pekanneute
- 1 eetlepel vars salie

1. Sny die filet skuins in skywe van ½ duim dik. Plaas die varktjops tussen twee velle kleefplastiek. Klits dit dun met die plat kant van 'n vleishamer. Sprinkel die skywe met uiepoeier, knoffelpoeier en swartpeper.

2. Verhit 2 eetlepels olyfolie in 'n groot pan oor medium-hoë hitte. Kook die vark vir 3-4 minute per porsie, draai een keer om en voeg olie by indien nodig. Plaas varkvleis na 'n bord; bedek en hou warm.

3. Verhoog hitte tot medium-hoog. Voeg die appels, salotte, kaneel, naeltjies en neutmuskaat by. Bring tot kookpunt en roer vir 3 minute. Roer die hoenderbeenbouillon en suurlemoensap by. Bedek en kook vir 5 minute. Verwyder van hitte; Roer die kastaiings en salie by. Bedien die appelmengsel oor die varkvleis.

*Let wel: Om kastaiings te rooster, voorverhit oond tot 400°F. Sny 'n X in die een kant van die kastaiingbruin dop. Dit laat die dop losmaak tydens kook. Plaas die kastaiings op 'n bakplaat en rooster vir 30 minute, of totdat die skille van die neute skei en die neute sag is. Draai die geroosterde kastaiings in 'n skoon teedoek toe. Verwyder die dop en skil van die geel-wit okkerneut.

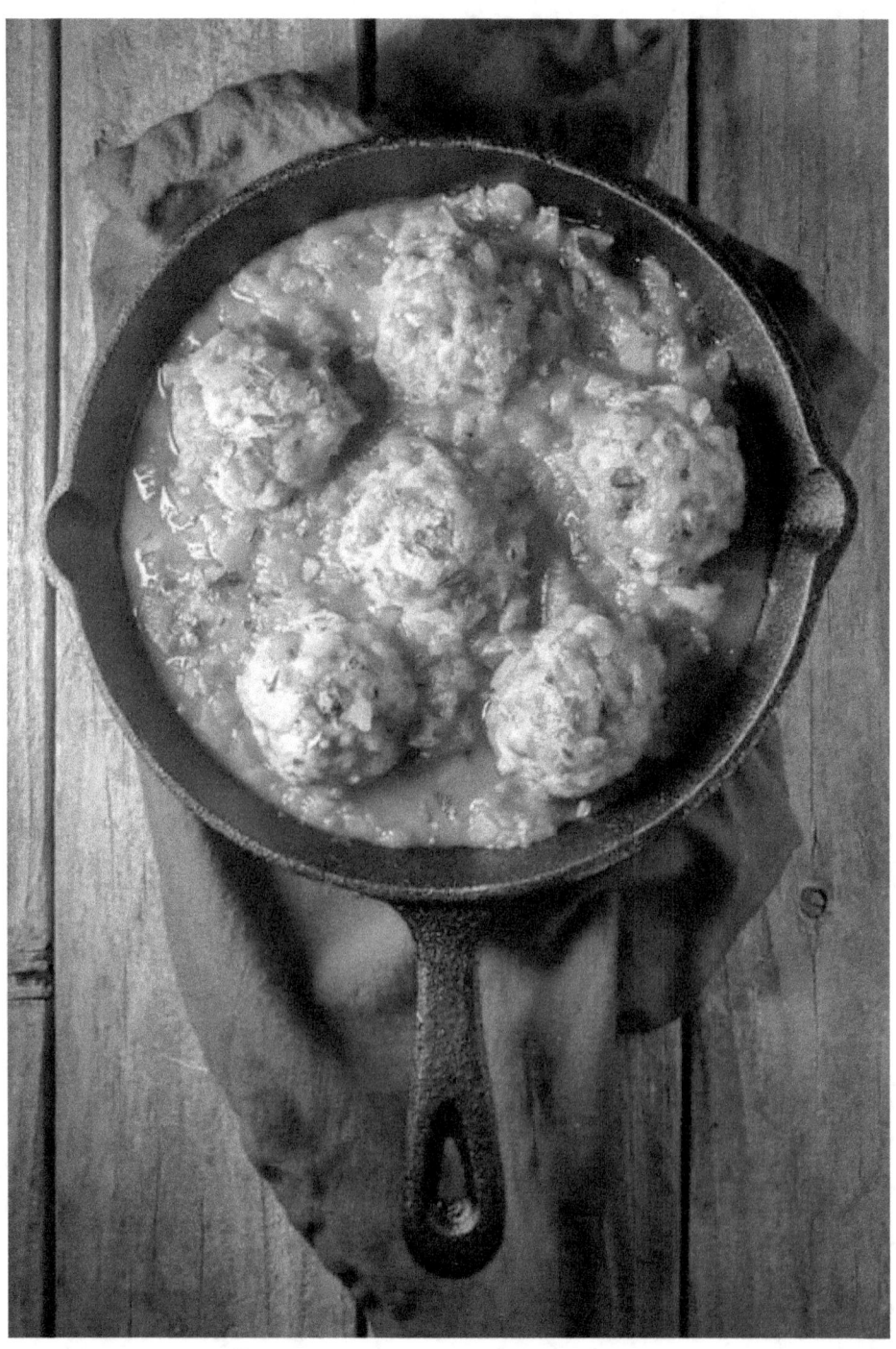

VARK FAJITA ROERBRAAI

VOORBEREIDING:20 minute kook: 22 minute voorbereiding: 4 porsies

- 1 pond varkhaas, in 2-duim repe gesny
- 3 eetlepels ongesoute fajita-geurmiddels of Mexikaanse geurmiddels (sien<u>resep</u>)
- 2 eetlepels olyfolie
- 1 klein ui, dun gesny
- ½ rooi soetrissie, ontpit en in dun skywe gesny
- ½ lemoen soetrissie, ontpit en in dun skywe gesny
- 1 jalapeño, geskil en in dun skywe gesny (sien<u>wenk</u>) (Opsioneel)
- ½ teelepel komyn
- 1 koppie dun gesnyde vars sampioene
- 3 eetlepels vars lemmetjiesap
- ½ koppie gekapte vars koriander
- 1 avokado, ontpit, geskil en in blokkies gesny

Verlangde salsa (sien<u>resepte</u>)

1. Sprinkel die vark met 2 eetlepels fajita-geursel. Verhit 1 eetlepel olie oor medium-hoë hitte in 'n ekstra groot pan. Voeg die helfte van die vark by; kook en roer vir sowat 5 minute of tot nie meer pienk nie. Plaas die vleis in 'n bak en bedek om warm te bly. Herhaal met oorblywende olie en varkvleis.

2. Draai die hitte na medium. Voeg die oorblywende 1 eetlepel fajita-geurmiddels, ui, peper, jalapeño en komyn by. Kook en roer vir sowat 10 minute of totdat die groente sag is. Gooi al die vleis en enige

opgehoopte sappe terug in die pan. Roer die sampioene en lemmetjiesap by. Kook tot deurwarm. Haal die pan van die stoof af. Roer die koljander by. Sit voor met avokado en salsa van jou keuse.

VARKFILET MET PORTWYN EN PRUIME

VOORBEREIDING:10 minute bak: 12 minute rak: 5 minute voorbereiding: 4 porsies

PORTWYN IS 'N VERSTERKTE WYNDIT BETEKEN DAT 'N BRANDEWYNAGTIGE SPIRITUS BYGEVOEG IS OM DIE FERMENTASIEPROSES TE STOP. DIT BETEKEN DAT DIT MEER OORBLYWENDE SUIKER AS TAFELROOIWYN HET, EN GEVOLGLIK SMAAK DIT SOETER. DIS NIE IETS WAT JY ELKE DAG WIL DRINK NIE, MAAR DIS LEKKER OM SO NOU EN DAN 'N BIETJIE BROUSEL TE HÊ.

- 2 12 oz varkfilet
- 2½ teelepels gemaalde koljander
- ¼ teelepel swartpeper
- 2 eetlepels olyfolie
- 1 sjalot, in skywe gesny
- ½ koppie portwyn
- ½ koppie hoenderbeenbouillon (sienresep) of hoendersop sonder bygevoegde sout
- 20 ontpitte pruimedante (gedroogde pruime)
- ½ teelepel fyngemaakte rooipeper
- 2 teelepels vars dragon

1. Voorverhit oond tot 400°F. Sprinkel die vark met 2 teelepels koljander en swartpeper.

2. Verhit olyfolie in 'n groot, vuurvaste pan oor medium-hoë hitte. Voeg vleishaas by pan. Verbruin alle kante en bak eweredig vir ongeveer. vir 8 minute. Plaas die pan in die oond. Bak onbedek vir ongeveer. 12 minute

of totdat 'n kitsleestermometer 140°F in die middel lees. Plaas die filette oor na 'n snyplank. Bedek met aluminiumfoelie en laat staan vir 5 minute.

3. Dreineer intussen die vet uit die pan vir die sous, behou 1 eetlepel. Kook sjalotte in pan oor medium-hoë hitte tot bruin en sag, sowat 3 minute. Voeg port by die pan. Bring tot kookpunt en roer om enige bruin stukkies op te krap. Voeg die hoenderbouillon, pruimedante, fyngemaakte rooipeper en die oorblywende ½ teelepel koljander by. Kook oor medium-hoë hitte vir ongeveer 1-2 minute om effens te verminder. Roer die dragon by.

4. Sny die vark, bedien met pruimedante en sous.

MOO SHU-STYL VARKVLEIS IN SLAAIBAKKIES MET VINNIGE GEMARINEERDE GROENTE

VAN BEGIN TOT EINDE: 45 minute: 4 porsies

AS JY 'N TRADISIONELE MOO SHU-GEREG GEHAD HET IN 'N CHINESE RESTAURANT SAL JY WEET DIS 'N HARTIGE VLEIS- EN GROENTEVULSEL WAT IN 'N DUN PANNEKOEK BEDIEN WORD MET 'N SOET PRUIM OF HOISINSOUS. HIERDIE LIGTER EN VARSER PALEO-WEERGAWE BEVAT VARKVLEIS, BOK CHOY EN SHIITAKE-SAMPIOENE WAT IN GEMMER EN KNOFFEL IN 'N BLAARSLAAI-OMHULSEL MET KNAPPERIGE PIEKELS GESOUTE IS.

INGELEGDE GROENTE
- 1 koppie gesnyde wortels
- 1 koppie gesnyde daikon radyse
- ¼ koppie rooi ui
- 1 koppie onversoete appelsap
- ½ koppie appelasyn

VARKVLEIS
- 2 eetlepels olyfolie of verfynde klapperolie
- 3 eiers, liggies geklits
- 8 onse varklende, in 2 x ½-duim repies gesny
- 2 teelepels fyngekapte vars gemmer
- 4 knoffelhuisies, fyn gekap
- 2 koppies dun gesnyde napa-kool
- 1 koppie dun gesnyde shiitake-sampioene
- ¼ koppie dun skyfies

8 Boston-slaaiblare

1. Vir 'n vinnige piekel, kombineer wortels, daikon en ui in 'n groot bak. Vir die pekelwater, verhit die appelsap en asyn in 'n pan totdat die stoom styg. Gooi die pekel oor die groente in 'n bak; bedek en verkoel tot opdiening.

2. Verhit 1 eetlepel olie in 'n groot pan oor medium-hoë hitte. Klits die eiers liggies met 'n klitser. sit die eier in die pan; kook tot onder sonder om te roer, sowat 3 minute. Gebruik 'n buigsame spatel, draai die eier versigtig om en kook die ander kant ook. Skuif die eiers uit die pan op 'n bord.

3. Verhit die pan weer. voeg die oorblywende 1 eetlepel olie by. Voeg die varkrepies, gemmer en knoffel by. Kook en roer oor medium-hoë hitte vir sowat 4 minute of totdat varkvleis nie meer pienk is nie. Voeg die kool en sampioene by; kook, terwyl jy roer, vir sowat 4 minute, of totdat die kool verlep is, die sampioene sag is en die vark sag is. Haal die pan van die stoof af. Sny die gekookte eier in repe. Roer die eierrepies en sprietuie versigtig by die varkmengsel. Sit voor in slaaiblare, sit gemarineerde groente bo-op.

VARKTJOPPIE MET MAKADAMIANEUTE, SALIE, VYE EN PATATPUREE

VOORBEREIDING:15 minute kook: 25 minute voorbereiding: 4 porsies

GEKOMBINEER MET PATATPUREE,HIERDIE SAPPIGE SALIE-RIBBETJIES IS PERFEK VIR 'N HERFSMAALTYD - EN DIT IS 'N VINNIGE OPLOSSING, PERFEK VIR 'N BESIGE WEEK.

- 4 varktjops sonder been, 1¼ duim dik in skywe gesny
- 3 eetlepels gebraaide vars salie
- ¼ teelepel swartpeper
- 3 eetlepels makadamianeutolie
- 2 pond patats, geskil en in 1-duim blokkies gesny
- ¾ koppie gekapte makadamianeute
- ½ koppie gekapte gedroogde vye
- ⅓ koppie vleisbeenbouillon (sienresep) of beesvleissop sonder bygevoegde sout
- 1 eetlepel vars suurlemoensap

1. Sprinkel albei kante van die lendestuk met 2 eetlepels salie en peper. vryf dit met jou vingers. Verhit 2 eetlepels olie in 'n groot pan oor medium-hoë hitte. Voeg skywe by pan; Kook vir 15-20 minute of tot gaar (145°F), draai een keer halfpad deur kook. Plaas die tjops op 'n bord; bedek om warm te bly.

2. In 'n groot pan, kombineer die patats en genoeg water om dit te bedek. dit kook; Verlaag die hitte. Bedek en prut vir 10-15 minute of tot die aartappels sag is.

Dreineer die aartappels. Voeg die oorblywende eetlepel makadamia-olie by die aartappels en druk tot romerig. hou dit warm.

3. Voeg makadamianeute by die sous in die pan. Kook oor matige hitte tot goudbruin. Voeg die gedroogde vye en oorblywende 1 eetlepel salie by; Laat kook vir 30 sekondes. Voeg beesvleisaftreksel en suurlemoensap by pan en roer om enige bruin stukkies op te krap. Gooi die sous oor die varklende en bedien saam met kapokaartappels.

GEROOSTERDE ROOSMARYN LAVENTEL VARKTJOP MET DRUIWE EN GEROOSTERDE OKKERNEUTE

VOORBEREIDING: Kook vir 10 minute: bak vir 6 minute: berei vir 25 minute voor: 4 porsies

BRAAI DIE DRUIWE SAAM MET DIE VARKLENDEVERBETER HUL SMAAK EN SOETHEID. SAAM MET KRAKERIGE GEROOSTERDE OKKERNEUTE EN 'N BESPRENKELING VARS ROOSMARYN MAAK DIT 'N WONDERLIKE BOLAAG VIR HIERDIE STEWIGE TJOPS.

- 2 eetlepels gekapte vars roosmaryn
- 1 eetlepel vars laventel
- ½ teelepel knoffelpoeier
- ½ teelepel swartpeper
- 4 varklende, gesny 1¼ duim dik (ongeveer 3 pond)
- 1 eetlepel olyfolie
- 1 groot sprietuie, dun gesny
- 1½ koppies rooi en/of groen pitlose druiwe
- ½ koppie droë witwyn
- ¾ koppie grofgekapte okkerneute

Kap die vars roosmaryn

1. Voorverhit oond tot 375°F. Meng 2 eetlepels roosmaryn, laventel, knoffelpoeier en peper in 'n klein bak. Vryf die kruiemengsel eweredig in die varktjop in. Verhit olyfolie in 'n ekstra groot, vlamvaste pan oor medium-hoë hitte. Voeg skywe by pan; Bak vir 6-8 minute of tot albei kante bruin is. Plaas die tjops op 'n bord; Bedek met foelie.

2. Voeg die salotte by die pan. Kook en roer oor medium hitte vir 1 minuut. Voeg die druiwe en wyn by. Kook vir nog 2 minute, roer om enige bruin stukkies op te krap. Plaas die varktjops terug in die pan. Plaas die pan in die oond. Bak vir 25-30 minute of tot die sny gaar is (145°F).

3. Sprinkel intussen die okkerneute in 'n vlak pan. Ons sit dit saam met die chop in die oond. Bak vir sowat 8 minute of tot bruin, roer een keer vir egalige verbruining.

4. Wanneer jy opdien, sit druiwe en geroosterde okkerneute bo-op die varktjop. Besprinkel met bykomende vars roosmaryn.

VARKTJOP ALLA FIORENTINA MET GEROOSTERDE BROCCOLI RABE

VOORBEREIDING:20 minute rooster: 20 minute marinering: 3 minute voorbereiding: 4 porsiesFOTO

"ALLA FIORENTINA"WAT IN WESE "IN DIE FLORENTYNSE STYL" BETEKEN. HIERDIE RESEP IS GEBASEER OP BISTECCA ALLA FIORENTINA, 'N HOUTGEVUURDE TOSKAANSE T-BEEN, MET DIE EENVOUDIGSTE GEURE—GEWOONLIK NET OLYFOLIE, SOUT, SWARTPEPER EN 'N DRUKKIE VARS SUURLEMOEN.

- 1 kilo broccoli rabe
- 1 eetlepel olyfolie
- 4 6- tot 8-ounce varktjops met been, 1,5 tot 2 duim dik gesny
- Grofgemaalde swartpeper
- 1 suurlemoen
- 4 knoffelhuisies, in dun skywe gesny
- 2 eetlepels gekapte vars roosmaryn
- 6 vars salieblare, gekap
- 1 teelepel fyngedrukte rooipepervlokkies (of na smaak)
- ½ koppie olyfolie

1. Blansjeer die broccoli Rabe in 'n groot pan vir 1 minuut in kookwater. Plaas dadelik oor na 'n bak yswater. Wanneer dit afgekoel het, dreineer die broccoli in 'n bakplaat wat met papierhanddoeke uitgevoer is en vee dit so droog as moontlik af met 'n ander papierhanddoek. Verwyder die papierhanddoeke uit

die pan. Bedruip die broccoli Rabe met 1 eetlepel olyfolie en gooi. hou eenkant tot rooster.

2. Sprinkel albei kante van die tjop met grofgemaalde peper. sit dit eenkant. Verwyder die suurlemoenskil met 'n groenteskiller (behou die suurlemoen vir 'n ander doel). Strooi die suurlemoenskil, gekapte knoffel, roosmaryn, salie en fyngemaakte rooipeper oor 'n groot bak; sit dit eenkant.

3. Vir 'n houtskoolrooster, skuif die warm kole na die een kant van die rooster en laat 'n paar kole onder die ander kant van die rooster. Rooster die tjops direk oor die warm kole vir 2-3 minute of tot 'n bruin kors vorm. Draai die snye om en kook die tweede kant vir nog 2 minute. Plaas die skywe aan die ander kant van die rooster. Bedek en rooster vir 10-15 minute of tot gaar (145°F). (Vir gasbraaier, voorverhit rooster; verminder hitte tot medium aan die een kant van rooster. Skroei skywe op hoog soos hierbo. Beweeg na medium kant van rooster; gaan voort soos hierbo.)

4. Plaas die tjops oor na die bord. Bedruip snye met ½ koppie olyfolie en draai om om albei kante te bedek. Laat marineer vir 3-5 minute voor opdiening, draai dan een of twee keer om om die vleis met suurlemoenskil, knoffel en kruie te bedek.

5. Terwyl die tjops rus, rooster die broccoli-rabe tot effens verkool en weer verhit. Sit die broccoli-rabe voor saam met die varklende op die bord; Gooi 'n bietjie marinade oor elke sny en broccoli voor opdiening.

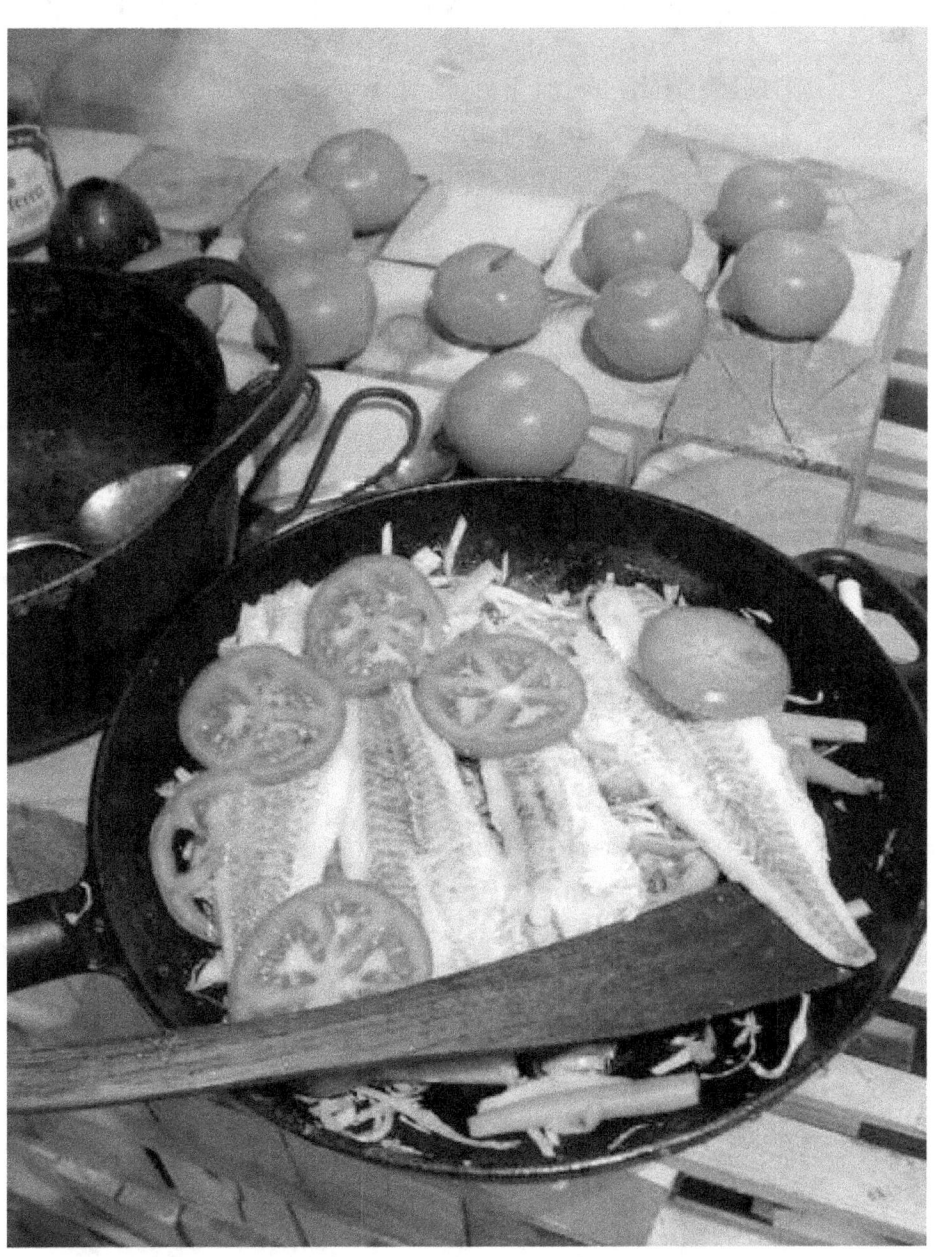

GEROOSTERDE KALKOEN MET KNOFFELPUREE

VOORBEREIDING:1 uur Bak: 2 uur 45 minute Stand: 15 minute Bereiding: 12-14 porsies

SOEK 'N KALKOEN WAT DIT HETNIE MET SOUTOPLOSSING INGESPUIT NIE. AS DIE ETIKET "VERSTERK" OF "SELFKLEVEND" SÊ, IS DIT WAARSKYNLIK VOL NATRIUM EN ANDER BYMIDDELS.

- 1 12-14 kilo kalkoen
- 2 eetlepels Mediterreense speserye (sien<u>resep</u>)
- ¼ koppie olyfolie
- 3 pond medium wortels, geskil, ontkern en in die lengte gehalveer of in kwarte gesny
- 1 resep Knoffelwortelpuree (sien<u>resep</u>, hieronder)

1. Voorverhit oond tot 425°F. Verwyder nek en ingewande van kalkoen; gereserveer te word vir ander gebruik soos vereis. Trek die vel liggies weg van die rand van die bors. Steek jou vingers onder die vel om 'n sak op die bors en dye te skep. Sit 1 eetlepel Mediterreense speserye onder die vel; Gebruik jou vingers om dit eweredig oor die bors en dye te versprei. Trek die vel van die nek terug. Maak vas met 'n toetspen. Steek die punte van die dye onder die strook leer bokant die stert. As jy nie 'n leerband het nie, gebruik kombuistou van 100% katoen om die dye styf aan die stert vas te bind. Steek die vlerkpunte onder die rug.

2. Plaas die kalkoen, borskant na bo, op 'n rak in 'n vlak, oorgroot braaipan. Smeer die kalkoen met 2 eetlepels

olie. Sprinkel die kalkoen met die oorblywende Mediterreense speserye. Steek 'n oondvaste vleistermometer in die middel van die binne dyspier. Die termometer moet nie aan die been raak nie. Bedek die kalkoen losweg met aluminiumfoelie.

3. Bak vir 30 minute. Verlaag oondtemperatuur tot 325°F. Bak vir 1½ uur. In 'n ekstra groot bak, gooi die wortels en die oorblywende 2 eetlepels olie. jas in te gooi. Versprei die wortels op 'n groot bakplaat. Verwyder die foelie van die kalkoen en sny vel of lint tussen die dye. Gaan voort om die wortels en kalkoen vir 45 minute tot 1¼ uur te rooster, of totdat 'n termometer 175 ° F registreer.

4. Haal die kalkoen uit die oond. Tuisblad; Laat staan vir 15-20 minute voordat dit gesny word. Sit die kalkoen voor met wortel-en-knoffelpuree.

Knoffel fyngemaakte wortels: Sny en skil 3 tot 3½ pond rutabagas en 1½ tot 2 pond selderywortel; Sny in 2-duim stukke. Kook die rutabagas en selderywortel in 'n 6-kwartkastrol in genoeg kookwater om te bedek, 25-30 minute, of tot baie sag. Meng 3 eetlepels ekstra suiwer olie en 6-8 huisies gemaalde knoffel in 'n klein pan. Kook oor lae hitte vir 5-10 minute, of tot die knoffel baie geurig maar nie bruin is nie. Voeg ¾ koppie hoenderbeenbouillon versigtig by (sien<u>resep</u>) of hoendersop sonder bygevoegde sout. dit kook; verwyder van hitte. Dreineer die groente en sit dit terug in die pot. Druk die groente fyn met 'n aartappeldrukker of klits dit met 'n elektriese menger op lae spoed. Voeg ½ teelepel swartpeper by. Puree of roer die sous geleidelik by totdat die groente gemeng en amper glad is. Voeg 'n bykomende ¼ koppie hoenderbeenbouillon by indien nodig om verlangde konsekwentheid te bereik.

GEVULDE KALKOENBORSIE MET PESTOSOUS EN ROKETSLAAI

VOORBEREIDING: 30 minute Bak: 1 uur 30 minute Staan: 20 minute Bereiding: 6 porsies

HIERDIE EEN IS VIR WITVLEISLIEFHEBBERSBUITE - 'N BROS KALKOENBORSIE GEVUL MET SONGEDROOGDE TAMATIES, BASILIEKRUID EN MEDITERREENSE SPESERYE. OORSKIET MAAK 'N WONDERLIKE MIDDAGETE.

- 1 koppie songedroogde tamaties (nie olierig nie)
- 1 4-kilo ontbeende kalkoenbors met die helfte van die vel
- 3 teelepels Mediterreense speserye (sien<u>resep</u>)
- 1 koppie los toegedraaide vars basiliekruidblare
- 1 eetlepel olyfolie
- 8 oz baba rucola
- 3 groot tamaties, gehalveer en in skywe gesny
- ¼ koppie olyfolie
- 2 eetlepels rooiwynasyn
- Swart peper
- 1½ koppies basiliekruid pesto (sien<u>resep</u>)

1. Voorverhit oond tot 375°F. Gooi genoeg kookwater in 'n klein bakkie oor die songedroogde tamaties om dit te bedek. Laat staan vir 5 minute; syg uit en sny in klein stukkies.

2. Plaas die kalkoenborsies met die velkant na onder op 'n groot plastiekvel. Plaas nog 'n vel plastiek wrap oor die kalkoen. Gebruik die plat kant van 'n vleishamer

en stamp die bors liggies tot 'n dikte van ongeveer 1 cm. Gooi die plastiek wrap weg. Sprinkel 1½ teelepels Mediterreense speserymengsel oor die vleis. Plaas die tamaties en basiliekruidblare bo-op. Rol die kalkoenbors versigtig op sodat die vel aan die buitekant bly. Gebruik kombuistou van 100% katoen en maak die braai op vier tot ses plekke vas. Smeer met 1 eetlepel olyfolie. Sprinkel die braaivleis met die oorblywende 1½ teelepels Mediterreense geurmiddels.

3. Plaas die braaivleis, velkant na bo, op 'n draadrak in 'n vlak pan. Bak, onbedek, vir 'n uur en 'n half, of totdat 'n kitsleestermometer wat naby die middel geplaas is, 165 ° F lees en die vel goudbruin en bros is. Verwyder die kalkoen uit die oond. Bedek met foelie; Laat staan vir 20 minute voor jy dit sny.

4. Vir die rucolaslaai, kombineer die rucola, tamaties, ¼ koppie olyfolie, asyn en peper na smaak in 'n groot bak. Verwyder die vesels uit die braai. Sny die kalkoen in dun skywe. Bedien met roketslaai en basiliekruidpesto.

GEKRUIDE KALKOENBORSIE MET KERSIE BBQ SOUS

VOORBEREIDING:15 minute Bak: 1 uur 15 minute Staan: 45 minute Bereiding: 6-8 porsies

DIT IS 'N GOEIE RESEPAS JY IETS ANDERS AS HAMBURGERS WIL DOEN, BEDIEN 'N SKARE OP 'N AGTERPLAASBRAAIER. SIT VOOR SAAM MET 'N KRAKERIGE SLAAI, SOOS 'N KRAKERIGE BROCCOLISLAAI (SIENRESEP) OF GESKEER BRUSSELSE SPRUITESLAAI (SIENRESEP).

- 1 4-5 kilo heel been-in kalkoenbors
- 3 eetlepels rokerige geurmiddels (sienresep)
- 2 eetlepels vars suurlemoensap
- 3 eetlepels olyfolie
- 1 koppie droë witwyn, soos Sauvignon Blanc
- 1 koppie vars of bevrore onversoete Bing-kersies, ontpit en gekap
- ⅓ koppie water
- 1 koppie BBQ sous (sienresep)

1. Laat die kalkoenbors vir 30 minute by kamertemperatuur staan. Voorverhit oond tot 325°F. Plaas die kalkoenborsies, velkant na bo, op 'n rak in 'n oondbak.

2. Meng die rokerige geurmiddels, suurlemoensap en olyfolie in 'n klein bakkie om 'n pasta te maak. Skei die vel van die vleis; Smeer die helfte van die massa versigtig op die vleis onder die vel. Smeer die oorblywende pasta eweredig op die vel. Gooi die wyn in die bodem van die pan.

3. Rooster vir 1¼ tot 1½ uur, of totdat die vel goudbruin is en 'n kitsleestermometer wat in die middel van die braaivleis geplaas is (sonder om aan die been te raak) 170°F lees. Draai die pan halfpad deur die kooktyd om. Laat staan vir 15-30 minute voordat dit gesny word.

4. Intussen, om die Cherry BBQ-sous te maak, kombineer die kersies en water in 'n medium kastrol. dit kook; Verlaag die hitte. Prut onbedek vir 5 minute. meng met BBQ-sous; Prut vir 5 minute. Bedien warm of by kamertemperatuur saam met die kalkoen.

KALKOENFILET IN WYN GEBRAAI

VOORBEREIDING: 30 minute kook: 35 minute: 4 porsies

KOOK DIE KALKOEN IN DIE PANDIE KOMBINASIE VAN WYN, GEKAPTE ROMA-TAMATIES, HOENDERBOUILLON, VARS KRUIE EN FYNGEDRUKTE ROOIPEPER GEE DIT 'N WONDERLIKE SMAAK. SIT HIERDIE BREDIEAGTIGE GEREG VOOR IN VLAK BAKKIES EN MET 'N GROOT LEPEL SODAT DIE HEERLIKE SOUS BY ELKE HAP INKOM.

- 2 8- tot 12-ons kalkoenfilette, in 1-duim-stukke gesny
- 2 eetlepels pluimvee geurmiddels sonder bygevoegde sout
- 2 eetlepels olyfolie
- 6 knoffelhuisies gemaalde knoffel (1 eetlepel)
- 1 koppie gekapte ui
- ½ koppie gekapte seldery
- 6 Roma-tamaties, ontpit en gekap (sowat 3 koppies)
- ½ koppie droë witwyn, soos Sauvignon Blanc
- ½ koppie hoenderbeenbouillon (sien<u>resep</u>) of hoendersop sonder bygevoegde sout
- ½ teelepel fyngekapte vars roosmaryn
- ¼-½ teelepel fyngemaakte rooipeper
- ½ koppie vars basiliekruidblare, gekap
- ½ koppie gekapte vars pietersielie

1. Bedek die kalkoenstukke met pluimvee-geurmiddels in 'n groot bak. Verhit 1 eetlepel olyfolie oor medium-hoë hitte in 'n ekstra groot kleefvrye pan. Braai die kalkoen in sarsies in warm olie tot bruin aan alle

kante. (Die kalkoen hoef nie gaar te wees nie.) Plaas op 'n bord en hou warm.

2. Voeg die oorblywende 1 eetlepel olyfolie by die pan. Verhoog hitte tot medium-hoog. Voeg die knoffel by; bring tot kookpunt en roer vir 1 minuut. Voeg ui en seldery by; bring tot kookpunt en roer vir 5 minute. Voeg die kalkoenvleis en sap van die bord, tamaties, wyn, hoenderaftreksel, roosmaryn en fyngemaakte rooipeper by. Verminder hitte tot medium-laag. Bedek en kook vir 20 minute, roer af en toe. Voeg basiliekruid en pietersielie by. Bedek en kook vir nog 5 minute of totdat die kalkoen nie meer pienk is nie.

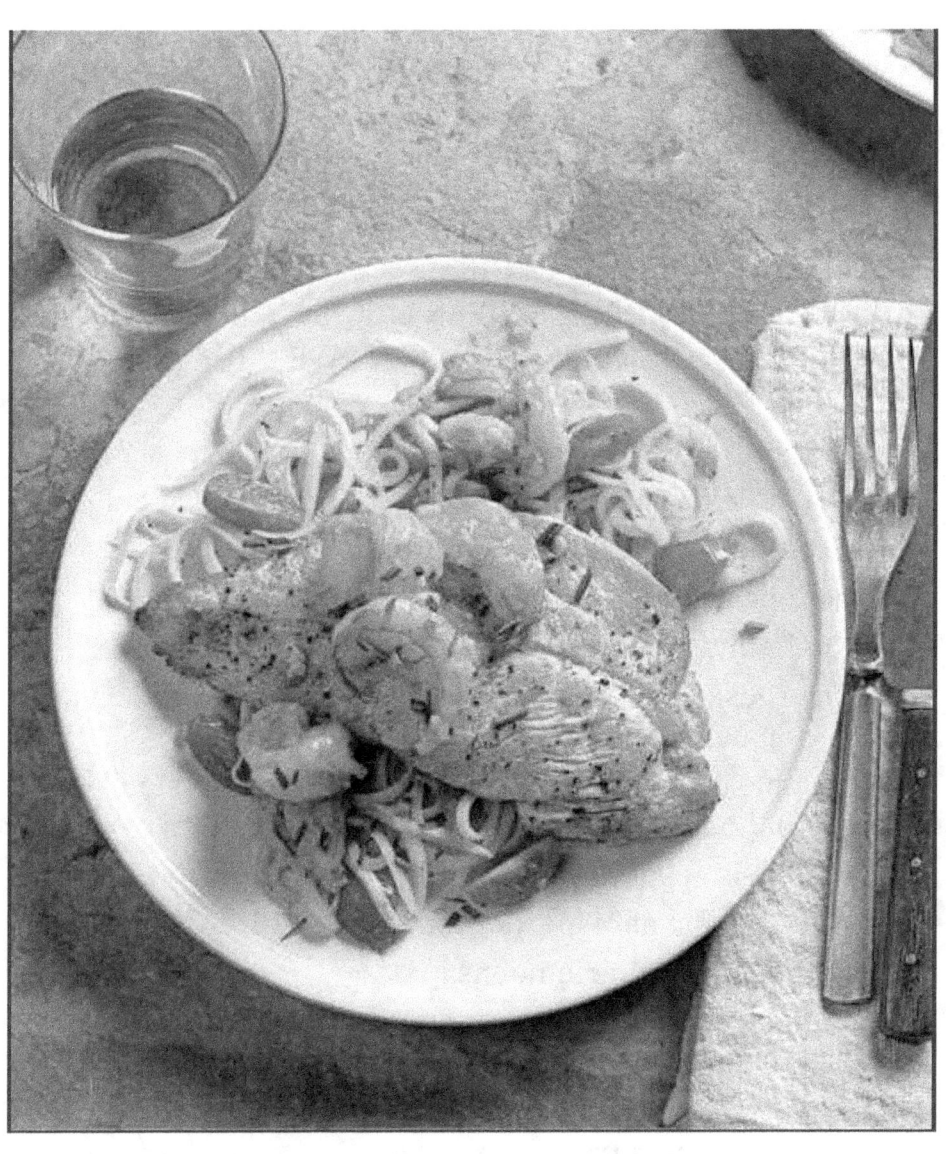

PANGEBRAAIDE KALKOENBORS MET GRASUIE SCAMPISOUS

VOORBEREIDING:30 minute kook: 15 minute voorbereiding: 4 porsies<u>FOTO</u>

SNY DIE KALKOENFILET IN DIE HELFTEGEBRUIK DIE PALM VAN JOU HAND EN DRUK ELKEEN LIGGIES HORISONTAAL SO EWEREDIG MOONTLIK, EN OEFEN EWE DRUK UIT TERWYL JY DEUR DIE VLEIS SNY.

- ¼ koppie olyfolie
- 2 8- tot 12-ons kalkoenborsfilette, horisontaal gehalveer
- ¼ teelepel varsgemaalde swartpeper
- 3 eetlepels olyfolie
- 4 knoffelhuisies, fyn gekap
- 8 onse geskil en ontgin medium garnale, sterte verwyder en in die lengte gehalveer
- ¼ koppie droë witwyn, hoenderbeenbouillon (sien<u>resep</u>) of hoendersop sonder bygevoegde sout
- 2 eetlepels gekapte vars grasuie
- ½ teelepel fyn gerasperde suurlemoenskil
- 1 eetlepel vars suurlemoensap
- Pampoenpasta en tamaties (sien<u>resep</u>, hieronder) (opsioneel)

1. Verhit 1 eetlepel olyfolie in 'n ekstra groot pan oor medium-hoë hitte. Voeg kalkoen by pan; Sprinkel peper oor. Verminder hitte tot medium. Kook vir 12-15 minute of totdat dit nie meer pienk is nie en die sappe helder is (165°F). Draai een keer halfpad deur

kook. Verwyder die kalkoenskywe uit die pan. Bedek met foelie om warm te hou.

2. Vir die sous, verhit 3 eetlepels olie in dieselfde pan oor medium-hoë hitte. Voeg knoffel by; Laat kook vir 30 sekondes. roer die garnale by; bring tot kookpunt en roer vir 1 minuut. Roer die wyn, grasuie en suurlemoenskil by; kook en roer vir nog 1 minuut of totdat garnale ondeursigtig word. Verwyder van hitte; Roer die suurlemoensap by. By opdiening, gooi die sous oor die kalkoensteaks. Sit voor met pampoenpasta en tamaties, indien verkies.

Squash Pasta en Tamaties: Gebruik 'n mandolien- of julienneskiller, julienne 2 geel somerpampoen. Verhit 1 eetlepel ekstra olyfolie oor medium-hoë hitte in 'n groot pan. Voeg pampoenrepies by; Laat kook vir 2 minute. Voeg 1 koppie gevierde druiwe tamaties en ¼ teelepel varsgemaalde swartpeper by; Kook vir nog 2 minute of tot die stampmielies bros en sag is.

GESMOORDE KALKOENBOUD MET WORTELGROENTE

VOORBEREIDING:Kook 30 minute: 1 uur 45 minute dus: 4 porsies

DIT IS EEN VAN DAARDIE DISSEDIS DIE MOEITE WERD OM TE MAAK OP 'N VARS HERFSMIDDAG WANNEER JY TYD HET OM TE STAP TERWYL DIT IN DIE OOND BAK. AS OEFENING NIE JOU APTYT WEK NIE, SAL DIE WONDERLIKE REUK AS JY BY DIE DEUR INSTAP BESLIS.

- 3 eetlepels olyfolie
- 4 kalkoenpote, 20-24 onse
- ½ teelepel varsgemaalde swartpeper
- 6 knoffelhuisies, geskil en fyngedruk
- 1½ teelepels vinkelsaad, fyngemaak
- 1 teelepel heel wonderpeper, fyngemaak*
- 1½ koppies hoenderbeenbouillon (sienresep) of hoendersop sonder bygevoegde sout
- 2 takkies vars roosmaryn
- 2 takkies vars tiemie
- 1 lourierblaar
- 2 groot uie, geskil en in 8 skywe gesny
- 6 groot wortels, geskil en in 1-duim-skywe gesny
- 2 groot beet, geskil en in 1-duim blokkies gesny
- 2 medium pastinaak, geskil en in 1-duim-skywe gesny**
- 1 selderywortel, geskil en in 1-duim-stukke gesny

1. Voorverhit oond tot 350°F. Verhit die olyfolie in 'n groot pan oor medium-hoë hitte. Voeg 2 kalkoenpote by. Bak vir sowat 8 minute of tot die pote goudbruin

en bros aan alle kante en egalig bruin is. Plaas kalkoenpote oor na 'n bord; Herhaal met die oorblywende 2 kalkoenpote. Jy het my eenkant gesit.

2. Voeg soetrissie, knoffel, vinkelsaad en wonderpeper by die pan. Kook en roer oor medium-hoë hitte vir 1-2 minute of tot geurig. Roer die hoenderbeenbouillon, roosmaryn, tiemie en lourierblare by. Bring tot kookpunt, roer en skraap die bruin stukke van die bodem van die pan af. Verwyder die pan van die hitte en hou eenkant.

3. In 'n ekstra groot Nederlandse oond met 'n styfpassende deksel, gooi die ui, wortel, beet, pastinaak en selderywortel saam. voeg vloeistof uit pan by; jas in te gooi. Druk die kalkoenboud in die groentemengsel. Bedek met 'n deksel.

4. Rooster vir sowat 1 uur 45 minute, of totdat die groente sag is en die kalkoen sag is. Sit die kalkoenpote en -groente voor in groot, vlak bakkies. Gooi die sap uit die pan daaroor.

*Wenk: Om wonderpeper en vinkelsaad te beskadig, plaas die sade op 'n snyplank. Druk met die plat kant van 'n sjefsmes vas sodat die pitte effens fyngedruk word.

**Wenk: Sny die groter stukke van die toppe van die pastinaak af.

PITTIGE KALKOENBROOD MET GEKARAMELISEERDE UIE-KETCHUP EN GEBRAAIDE KOOLSKYWE

VOORBEREIDING:15 minute kook: 30 minute bak: 1 uur 10 minute staantyd: 5 minute voorbereiding: 4 porsies

KLASSIEKE VLEISBROOD MET KETCHUP BOLAAG, NATUURLIKIN DIE PALEO-SPYSKAART, WANNEER KETCHUP (SIEN<u>RESEP</u>) BEVAT NIE SOUT EN BYGEVOEGDE SUIKER NIE. HIER WORD DIE TAMATIESOUS SAAM GEMENG MET DIE GEKARAMELLISEERDE UIE WAT BO-OP DIE VLEISBROOD GESTAPEL IS VOORDAT DIT GEBAK WORD.

- 1½ pond gemaalde kalkoen
- 2 eiers, liggies geklits
- ½ koppie amandelmeel
- ⅓ koppie gekapte vars pietersielie
- ¼ koppie dun gesnyde skorsies (2)
- 1 eetlepel gekapte vars salie of 1 teelepel gekapte gedroogde salie
- 1 eetlepel vars tiemie of 1 teelepel gedroogde tiemie, fyn gekap
- ¼ teelepel swartpeper
- 2 eetlepels olyfolie
- 2 soet uie gehalveer en in dun skywe gesny
- 1 koppie paleo ketchup (sien<u>resep</u>)
- 1 klein kopkool in die helfte gesny, ontpit en in 8 skywe gesny
- ½-1 teelepel fyngedrukte rooipeper

1. Voorverhit oond tot 350°F. Voer 'n groot pan met bakpapier uit. sit dit eenkant. In 'n groot bak kombineer die gemaalde kalkoen, eier, amandelmeel, pietersielie, scallions, salie, tiemie en swartpeper. Vorm die kalkoenmengsel in die voorbereide pan in 'n 8 x 4-duim-brood. Bak vir 30 minute.

2. Verhit intussen vir die gekaramelliseerde uie-ketchup 1 eetlepel olyfolie in 'n groot pan oor medium-hoë hitte. voeg uie by; Kook vir sowat 5 minute of totdat die uie net begin verbruin, roer gereeld. Verminder hitte tot medium-laag; Kook vir sowat 25 minute of tot goudbruin en baie sag, roer af en toe. Verwyder van hitte; Roer die paleo-ketchup by.

3. Gooi gekarameliseerde uie-ketchup op die kalkoenbrood. Plaas koolskywe om die brood. Bedruip die kool met die oorblywende 1 eetlepel olyfolie; Besprinkel met fyngedrukte rooipeper. Bak vir ongeveer 40 minute, of totdat 'n kitsleestermometer wat in die middel van die brood geplaas is, 165°F lees, bedruip met bykomende gekarameliseerde uie-ketchup en draai die slaai na 20 minute om. Laat die kalkoenbrood vir 5-10 minute staan voordat dit gesny word.

4. Sit die kalkoenbrood voor met gesnipperde kool en die oorblywende gekarameliseerde uie-ketchup.

TURKYE POSOLE

VOORBEREIDING:20 minute bak: 8 minute kook: 16 minute Bereiding: 4 porsies

BOLAAG VIR WARM MEXIKAANSE SOPMEER AS 'N EENVOUDIGE BYKOS. KOLJANDER GEE DIT 'N KENMERKENDE GEUR, AVOKADO VOEG ROMERIGHEID BY – EN GEROOSTERDE PEPITAS SORG VIR 'N LEKKER KRAKERIGHEID.

- 8 vars tamaties
- 1¼ tot 1½ pond gemaalde kalkoen
- 1 rooi soetrissie, ontpit en in dun, happiegrootte repies gesny
- ½ koppie gekapte ui (1 medium)
- 6 knoffelhuisies gemaalde knoffel (1 eetlepel)
- 1 eetlepel Mexikaanse geurmiddels (sien<u>resep</u>)
- 2 koppies hoenderbeenbouillon (sien<u>resep</u>) of hoendersop sonder bygevoegde sout
- 1 14,5-ons blikkie ongesoute vuurgeroosterde tamaties, gedreineer
- 1 jalapeño- of serrano-rissiepeper, ontpit en gekap (sien<u>wenk</u>)
- 1 medium avokado in die helfte gesny, geskil, ontpit en in dun skywe gesny
- ¼ koppie ongesoute pepitas, gerooster (sien<u>wenk</u>)
- ¼ koppie vars koljander
- lemmetjiewiggies

1. Voorverhit die braaikuiken. Verwyder en gooi die velle van die tamaties weg. Was die tamaties en sny dit in die helfte. Plaas die tamatiehelftes op die onverhitte rak van 'n pan. Rooster oor 4-5 duim hitte vir 8-10 minute of tot ligbruin, draai een keer halfpad deur kook. Laat effens afkoel op die draadrak in die pan.

2. Kook die kalkoen, soetrissies en uie oor medium-hoë hitte vir 5-10 minute in 'n groot pan, of totdat die kalkoen bruin is en die groente sag is. Roer met 'n houtlepel sodat die vleis tydens kook opbreek. Indien nodig, dreineer die vet. Voeg knoffel en Mexikaanse geurmiddels by. Bring tot kookpunt en roer vir nog 1 minuut.

3. Meng sowat twee derdes van die verkoolde tamaties en 1 koppie hoenderbeenbouillon in 'n blender. Bedek en meng tot glad. Voeg by die kalkoenmengsel in die pan. Roer oorblywende 1 koppie hoenderbouillon, ongedreineerde tamaties en brandrissie by. Kap die orige tamaties grof; voeg by kalkoenmengsel. dit kook; Verlaag die hitte. Bedek en prut vir 10 minute.

4. By opdiening, gooi die sop in plat bakkies. Dit is bedek met avokado, pepitas en koriander. Druk lemmetjieskywe oor die sop.

HOENDERBEENBOUILLON

VOORBEREIDING: 15 minute rooster: 30 minute kook: 4 uur koud: oornag: ongeveer. 10 koppies

VIR DIE VARSSTE, BESTE SMAAK – EN DIE HOOGSTE GEHALTEVOEDINGSFEITE – GEBRUIK TUISGEMAAKTE HOENDERAFTREKSEL IN RESEPTE. (DIT BEVAT OOK NIE SOUT, PRESERVEERMIDDELS OF BYMIDDELS NIE.) DEUR DIE BENE VOOR KOOK TE ROOSTER, VERBETER DIE SMAAK. SOOS HULLE STADIG IN VLOEISTOF GAARGEMAAK WORD, VUL DIE BENE DIE SOP MET MINERALE SOOS KALSIUM, FOSFOR, MAGNESIUM EN KALIUM. DIE SLOWCOOKER-WEERGAWE HIERONDER MAAK DIT BAIE MAKLIK. VRIES IN 2- EN 4-KOPPIES HOUERS EN ONTDOOI NET WAT JY NODIG HET.

- 2 kilo hoendervlerkies en rug
- 4 wortels, fyn gekap
- 2 groot preie, slegs wit en liggroen dele, in dun skywe gesny
- 2 stokkies met selderyblare, grof gekap
- 1 pastinaak, grof gekap
- 6 groot takkies Italiaanse pietersielie
- 6 takkies vars tiemie
- 4 knoffelhuisies, in die helfte gesny
- 2 teelepels heel swartpeper
- 2 heel naeltjies
- Koue water

1. Voorverhit oond tot 425°F. Rangskik die hoendervlerkies en hoender terug in 'n groot oondbak; Bak vir 30-35 minute of tot goed bruin.

2. Plaas die verbruin hoenderstukke en enige verbruin stukkies wat in die pan versamel het oor na 'n groot pot. Voeg wortels, preie, seldery, pastinaak, pietersielie, tiemie, knoffel, peper en naeltjies by. Gooi genoeg koue water (sowat 12 koppies) in 'n groot pot om die hoender en groente te bedek. Bring tot kookpunt oor matige hitte; Pas die hitte aan sodat die sous baie laag is en die borrels net die oppervlak breek. Bedek en prut vir 4 uur.

3. Syg die warm sous deur 'n groot sif gevoer met twee lae klam 100% katoen kaasdoek. Gooi vaste stowwe weg. Bedek die sous en verkoel oornag. Voor gebruik, verwyder die laag vet van die bokant van die sous en gooi weg.

Wenk: Om die sous te verdik (opsioneel), meng 1 eierwit, 1 gerasperde eierdop en ¼ koppie koue water in 'n klein bakkie. Roer die mengsel by die gespanne sous in die pan. Gaan terug na kook. Verwyder van hitte; Laat staan vir 5 minute. Syg die warm sous deur 'n vars sif gevoer met dubbele 100% katoenkaasdoek. Ontvet en verwyder vet voor gebruik.

Slow Cooker Instruksies: Berei voor soos aangedui behalwe vir stap 2 en voeg bestanddele by 'n 5-6 liter stadige kookplaat. Bedek en kook oor lae hitte vir 12-14 uur. Gaan voort soos beskryf in stap 3. Lewer ongeveer 10 koppies.

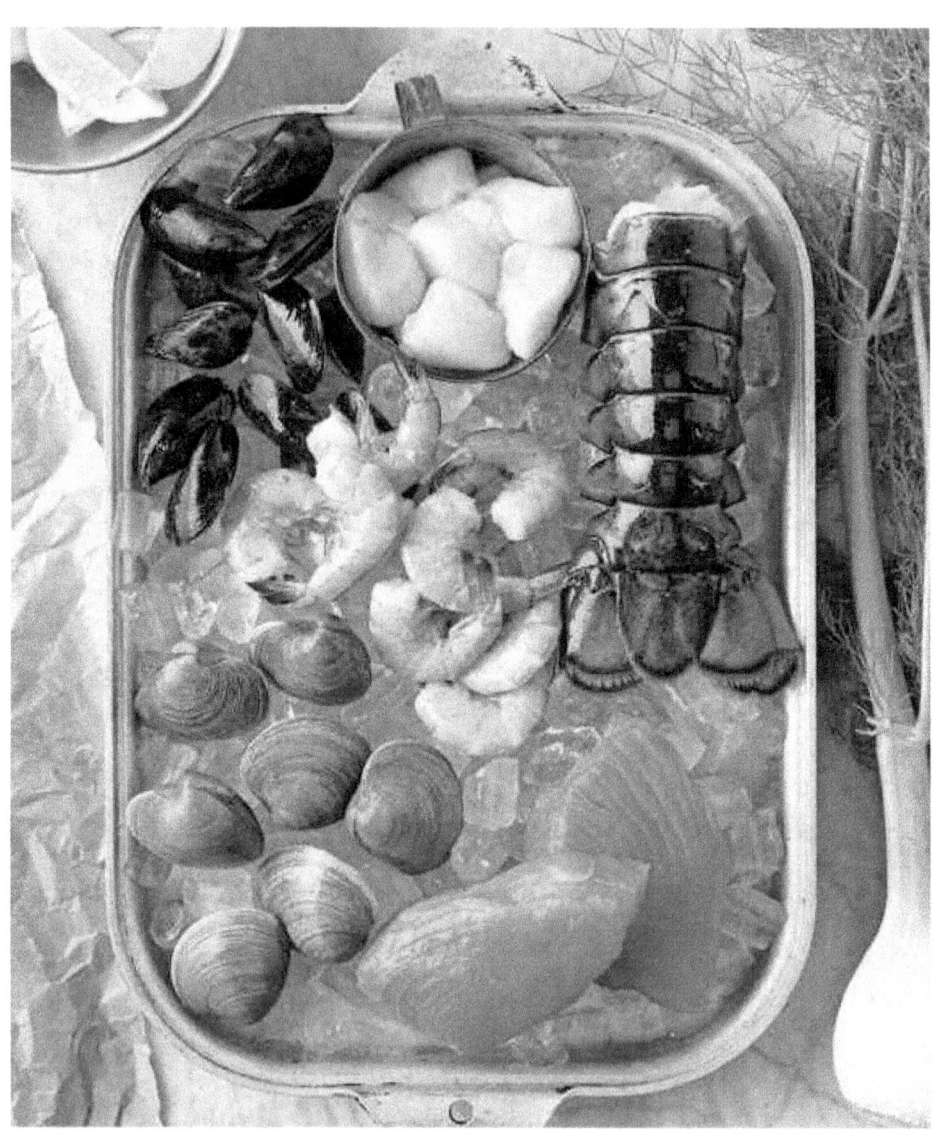

GROEN HARISSA SALM

VOORBEREIDING:Bak 25 minute: Braai 10 minute: 8 minute voorbereiding: 4 porsies<u>FOTO</u>

'N STANDAARD GROENTESKILLER WORD GEBRUIKVARS ROU ASPERSIES IN DUN LINTE GESKEER VIR DIE SLAAI. GEGOOI MET 'N HELDER SITRUSVINAIGRETTE (SIEN<u>RESEP</u>) EN VERGESEL VAN ROKERIGE GEROOSTERDE SONNEBLOMSAAD, SALM EN PITTIGE GROENSOUS.

SALM
- 4 6- tot 8-ounce vars of bevrore salmfilette sonder vel, ongeveer 1 duim dik
- olyf olie

HARISSA
- 1½ teelepels komyn
- 1½ teelepels koljandersaad
- 1 koppie styf verpakte vars pietersielieblare
- 1 koppie grofgekapte vars koriander (blare en stingels)
- 2 jalapeños, ontpit en grof gekap (sien<u>wenk</u>)
- 1 sjalot, fyn gekap
- 2 knoffelhuisies
- 1 teelepel fyngekapte suurlemoenskil
- 2 eetlepels vars suurlemoensap
- ⅓ koppie olyfolie

GEKRUIDE SONNEBLOMSAAD
- ⅓ koppie rou sonneblomsaad
- 1 teelepel olyfolie

1 teelepel rokerige geurmiddels (sien<u>resep</u>)

SLAAI

12 groot aspersiespiese, afgewerk (ongeveer 1 pond)

⅓ koppie Bright Citrus Vinaigrette (sien<u>resep</u>)

1. Ontdooi die vis as dit gevries is; Vee droog met 'n papierhanddoek. Smeer beide kante van die vis dun met olyfolie. Jy het my eenkant gesit.

2. Vir die harissa, rooster die komyn en koljandersaad in 'n klein pan oor medium-hoë hitte vir 3-4 minute, of totdat dit ligbruin en geurig is. In 'n voedselverwerker, kombineer die geroosterde komyn- en koljandersaad, pietersielie, koljander, jalapeño, stingeluie, knoffel, suurlemoenskil, suurlemoensap en olyfolie. ons werk glad. Jy het my eenkant gesit.

3. Vir Gekruide Sonneblomsaad, voorverhit oond tot 300°F. Voer 'n bakplaat met bakpapier uit; sit dit eenkant. Meng die sonneblomsaad en 1 teelepel olyfolie in 'n klein bakkie. Sprinkel die rokerige geurmiddels oor die pitte; roer om te bedek. Versprei die sonneblomsaad eweredig op die bakpapier. Bak vir sowat 10 minute of tot liggies gerooster.

4. Vir 'n houtskool- of gasbraaier, plaas die salm direk op 'n gesmeerde roosterrak oor medium-hoë hitte. Bedek en rooster vir 8-12 minute, of tot vis vlokkies wanneer dit met 'n vurk getoets word en een keer halfpad deur kook omdraai.

5. Gebruik intussen vir die slaai 'n groenteskiller om die aspersiespiese in lang, dun repies te skeer. Plaas op 'n bord of medium bak. (Wenke sal afbreek soos spiese dun is. Plaas in bak of bak.) Drup Bright Citrus Vinaigrette oor geskeerde spiese. Strooi gesoute sonneblomsaad oor.

6. Om voor te sit, plaas een filet op elk van die vier borde; Sit 'n bietjie groen harissa op elke filet. Sit voor met geskeerde aspersieslaai.

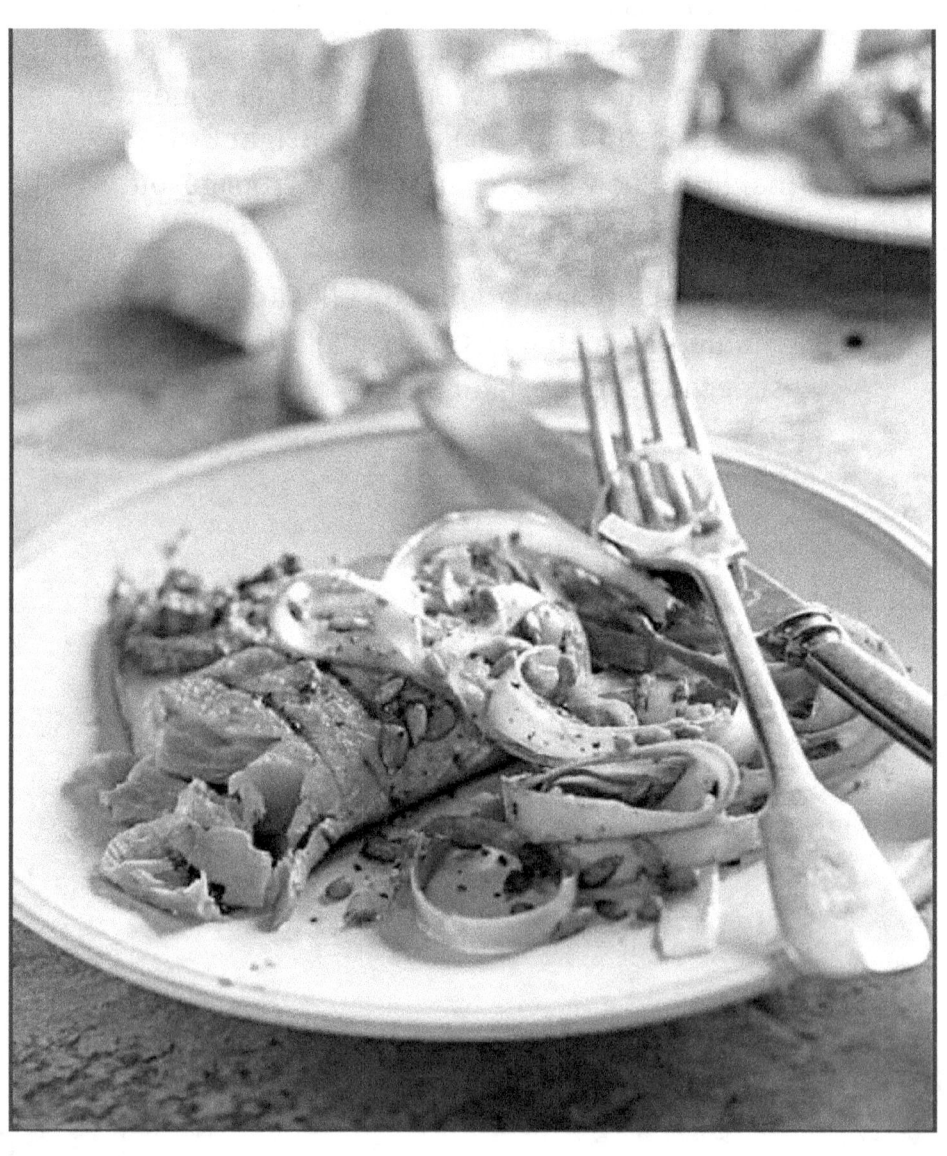

GEROOSTERDE SALM MET GEMARINEERDE ARTISJOKSLAAI

VOORBEREIDING:Rooster vir 20 minute: 12 minute: 4 porsies

HULLE IS DIKWELS DIE BESTE GEREEDSKAP OM 'N SLAAI TE GOOIJOU HANDE DIE SAGTE BLAARSLAAI EN GEROOSTERDE ARTISJOKKE WORD DIE BESTE MET SKOON HANDE IN HIERDIE SLAAI GEMENG.

- 4 6 oz vars of bevrore salmfilette
- 1 9-ounce pakkie bevrore artisjokharte, ontdooi en gedreineer
- 5 eetlepels olyfolie
- 2 eetlepels gekapte salotte
- 1 eetlepel fyngekapte suurlemoenskil
- ¼ koppie vars suurlemoensap
- 3 eetlepels vars origanum
- ½ teelepel varsgemaalde swartpeper
- 1 eetlepel Mediterreense speserye (sien<u>resep</u>)
- 1 5-ons pakkie gemengde babaslaai

1. Ontdooi die vis as dit gevries is. spoel die vis af; Vee droog met 'n papierhanddoek. Sit die vis eenkant.

2. In 'n medium bak, gooi die artisjokharte met 2 eetlepels olyfolie. sit dit eenkant. Meng 2 eetlepels olyfolie, sjalot, suurlemoenskil, suurlemoensap en origanum in 'n groot bak. sit dit eenkant.

3. Vir 'n houtskool- of gasbraaier, plaas die artisjokharte in 'n roostermandjie en rooster direk oor medium-

hoë hitte. Bedek en rooster vir 6-8 minute of tot goed verkool en deurwarm, roer gereeld. Verwyder die artisjokke van die rooster af. Laat vir 5 minute afkoel en voeg dan die artisjok by die sjalotmengsel. Peper; jas in te gooi. Jy het my eenkant gesit.

4. Smeer die salm met die oorblywende 1 eetlepel olyfolie; Sprinkel die Mediterreense speserye oor. Plaas die salm, gekruide kant na onder, direk op die rooster oor medium-hoë hitte. Bedek en rooster vir 6-8 minute, of totdat jy die skubbe met 'n vurk op die vis kan toets. Blaai versigtig halfpad deur kook.

5. Plaas die slaai met gemarineerde artisjokke in die bak; Gooi liggies om te bedek. Die slaai word saam met geroosterde salm bedien.

VINNIG GEROOSTERDE CHILEENSE SALIE SALM MET GROEN TAMATIESALSA

VOORBEREIDING: 35 minute koud: 2-4 uur bak: 10 minute: 4 porsies

"FLITSBRAAI" VERWYS NA DIE TEGNIEKVERHIT 'N DROË PAN IN DIE OOND TOT 'N HOË TEMPERATUUR, VOEG 'N BIETJIE OLIE BY EN VOEG VIS, HOENDER OF VLEIS BY (NATUURLIK!), MAAK DAN DIE GEREG KLAAR IN DIE OOND. FLITSBRAAI VERKORT DIE GAARMAAKTYD EN SKEP 'N LEKKER BROS KORS AAN DIE BUITEKANT EN 'N SAPPIGE, GEURIGE KORS AAN DIE BINNEKANT.

SALM
  4 5-6 onse vars of bevrore salmfilette
  3 eetlepels olyfolie
  ¼ koppie fyngekapte ui
  2 knoffelhuisies, geskil en in skywe gesny
  1 eetlepel gemaalde koljander
  1 teelepel gemaalde komyn
  2 teelepels soet paprika
  1 teelepel gedroogde origanum, fyngemaak
  ¼ teelepel rooipeper
  ⅓ koppie vars lemmetjiesap
  1 eetlepel vars salie

GROEN TAMATIESALSA
  1½ koppies ferm groen tamaties in blokkies gesny
  ⅓ koppie gekapte rooi ui

2 eetlepels gekapte vars koljander

1 jalapeño, ontpit en gekap (sien<u>wenk</u>)

1 knoffelhuisie, fyn gekap

½ teelepel gemaalde komyn

¼ teelepel brandrissiepoeier

2-3 eetlepels vars lemmetjiesap

1. Ontdooi die vis as dit gevries is. spoel die vis af; Vee droog met 'n papierhanddoek. Sit die vis eenkant.

2. Vir die chili salie pasta, meng 1 eetlepel olyfolie, ui en knoffel in 'n klein pan. Kook oor lae hitte vir 1-2 minute of tot geurig. Roer koriander en komyn by; bring tot kookpunt en roer vir 1 minuut. Roer paprika, origanum en rooipeper by; bring tot kookpunt en roer vir 1 minuut. Voeg lemmetjiesap en salie by; kook en roer vir sowat 3 minute of tot 'n gladde pasta vorm; koel.

3. Gebruik jou vingers om albei kante van die filet te bedek met rissie-saliepasta. Plaas die vis in 'n houer of nie-reaktiewe bak. Bedek styf met kleefplastiek. Bêre in die yskas vir 2-4 uur.

4. Vir die salsa, kombineer die tamaties, ui, koriander, jalapeno, knoffel, komyn en brandrissiepoeier in 'n medium bak. Meng goed. Bedruip met lemmetjiesap; jas in te gooi.

4. Skraap soveel as moontlik pasta van die salm af met 'n rubberspatel. Gooi die pasta weg.

5. Plaas 'n ekstra groot gietysterpan in die oond. Draai die oond na 500° F. Voorverhit die oond met 'n pan.

6. Haal die warm pan uit die oond. Voeg 1 eetlepel olyfolie by die pan. Kantel die pan om die bodem van die pan met olie te bedek. Plaas die filette in die pan, velkant na onder. Smeer die filette met die oorblywende 1 eetlepel olyfolie.

7. Bak die salm vir sowat 10 minute of totdat jy die vis met 'n vurk kan toets. Bedien die vis met salsa.

GEBAKTE SALM EN ASPERSIES EN PAPILLOTE MET SUURLEMOENHAZELNOOTPESTO

VOORBEREIDING:20 minute bak: 17 minute voorbereiding: 4 porsies

KOOK EN PAPILLOTE BETEKEN EENVOUDIG KOOK OP PAPIER.DIT IS OM VERSKEIE REDES 'N PRAGTIGE MANIER OM TE KOOK. DIE VIS EN GROENTE STOOM IN DIE PERKAMENTPAPIER EN SLUIT DIE SAPPE, GEURE EN VOEDINGSTOWWE IN – EN DIS NIE NODIG VIR SKOTTELGOED OM DAARNA TE WAS NIE.

- 4 6 oz vars of bevrore salmfilette
- 1 koppie lig verpakte vars basiliekruidblare
- 1 koppie lig verpakte vars pietersielieblare
- ½ koppie haselneute, geroosterd*
- 5 eetlepels olyfolie
- 1 teelepel fyngekapte suurlemoenskil
- 2 eetlepels vars suurlemoensap
- 1 knoffelhuisie, fyn gekap
- 1 kilo skraal aspersies, gesny
- 4 eetlepels droë witwyn

1. Ontdooi die salm as dit gevries is. spoel die vis af; Vee droog met 'n papierhanddoek. Voorverhit oond tot 400°F.

2. Vir die pesto, kombineer die basiliekruid, pietersielie, haselneute, olyfolie, suurlemoenskil, suurlemoensap

en knoffel in 'n blender of voedselverwerker. Bedek en meng of verwerk tot glad; sit dit eenkant.

3. Sny vier 12-duim vierkante uit perkamentpapier. Plaas 'n salmfilet in die middel van 'n vierkant perkament vir elke pakkie. Plaas 'n kwart van die aspersies en 2-3 eetlepels pesto bo-op; Sprinkel 1 eetlepel wyn oor. Lig die twee teenoorstaande kante van die bakpapier op en vou dit verskeie kere oor die vis. Vou die punte van die perkament in om te seël. Herhaal hierdie proses om nog drie pakkette te skep.

4. Bak vir 17-19 minute of totdat jy die vis met 'n vurk kan toets (maak die pakkie versigtig oop om te kyk vir gaarheid).

*Wenk: Om die haselneute te rooster, voorverhit die oond tot 350°F. Smeer die okkerneute in 'n enkellaag op 'n plat bakplaat. Bak vir 8-10 minute of tot ligbruin, roer een keer vir egalige verbruining. Laat die neute effens afkoel. Plaas die warm okkerneute op 'n skoon teedoek. Vryf met die handdoek om los vel te verwyder.

PITTIGE SALM MET SAMPIOEN-APPELPANSOUS

VAN BEGIN TOT EINDE:40 minute voorbereidingstyd: 4 porsies

DIS DIE HELE SALMFILETMET 'N MENGSEL VAN GEBRAAIDE SAMPIOENE, SJALOTTE EN SKYWE ROOISKIL APPEL – EN BEDIEN OP 'N BED HELDERGROEN SPINASIE – IS DIT 'N PRAGTIGE GEREG OM AAN DINERS VOOR TE SIT.

- 1½ pond vars of bevrore heel salmfilette, vel op
- 1 teelepel vinkelsaad, fyn gekap*
- ½ teelepel gedroogde salie, fyngedruk
- ½ teelepel gemaalde koljander
- ¼ teelepel droë mosterd
- ¼ teelepel swartpeper
- 2 eetlepels olyfolie
- 1½ koppies vars cremini-sampioene, in kwarte gesny
- 1 middelslag scallion, baie dun gesny
- 1 klein kookappel, in kwarte, ontpit en in dun skywe gesny
- ¼ koppie droë witwyn
- 4 koppies vars spinasie
- Klein takkies vars salie (opsioneel)

1. Ontdooi die salm as dit gevries is. Voorverhit oond tot 425°F. Voer 'n groot bakplaat met bakpapier uit; sit dit eenkant. spoel die vis af; Vee droog met 'n papierhanddoek. Plaas die salm met velkant na onder op die voorbereide bakplaat. In 'n klein bak, kombineer die vinkelsaad, ½ teelepel gedroogde

salie, koljander, mosterd en peper. Sprinkel eweredig oor die salm; vryf dit met jou vingers.

2. Meet die dikte van die vis. Bak die salm 4 tot 6 minute per ½-duim dikte, of totdat die vis uitmekaar val wanneer dit met 'n vurk getoets word.

3. Verhit intussen vir 'n pansous olyfolie in 'n groot pan oor medium-hoë hitte. Voeg sampioene en salotte by; Kook vir 6-8 minute, of totdat die sampioene sag is en begin verbruin, roer af en toe. Voeg appels by; bedek en kook, terwyl jy roer, vir nog 4 minute. Voeg wyn versigtig by. Kook onbedek vir 2-3 minute of tot die appelskywe sag is. Gebruik 'n gaatjieslepel en plaas die sampioenmengsel in 'n medium bak. bedek om warm te bly.

4. Kook die spinasie in dieselfde pan vir 1 minuut, of totdat die spinasie net verlep, terwyl jy aanhoudend roer. Verdeel die spinasie tussen vier borde. Sny die salmfilet in vier gelyke dele, tot by die vel, maar nie deur die vel nie. Gebruik 'n groot spatel en lig van die salm van die vel af. Plaas 'n porsie salm bo-op die spinasie op elke bord. Gooi die sampioenmengsel eweredig oor die salm. Garneer met vars salie indien verkies.

*Wenk: druk die vinkelsaad fyn met 'n stamper of speserymeul.

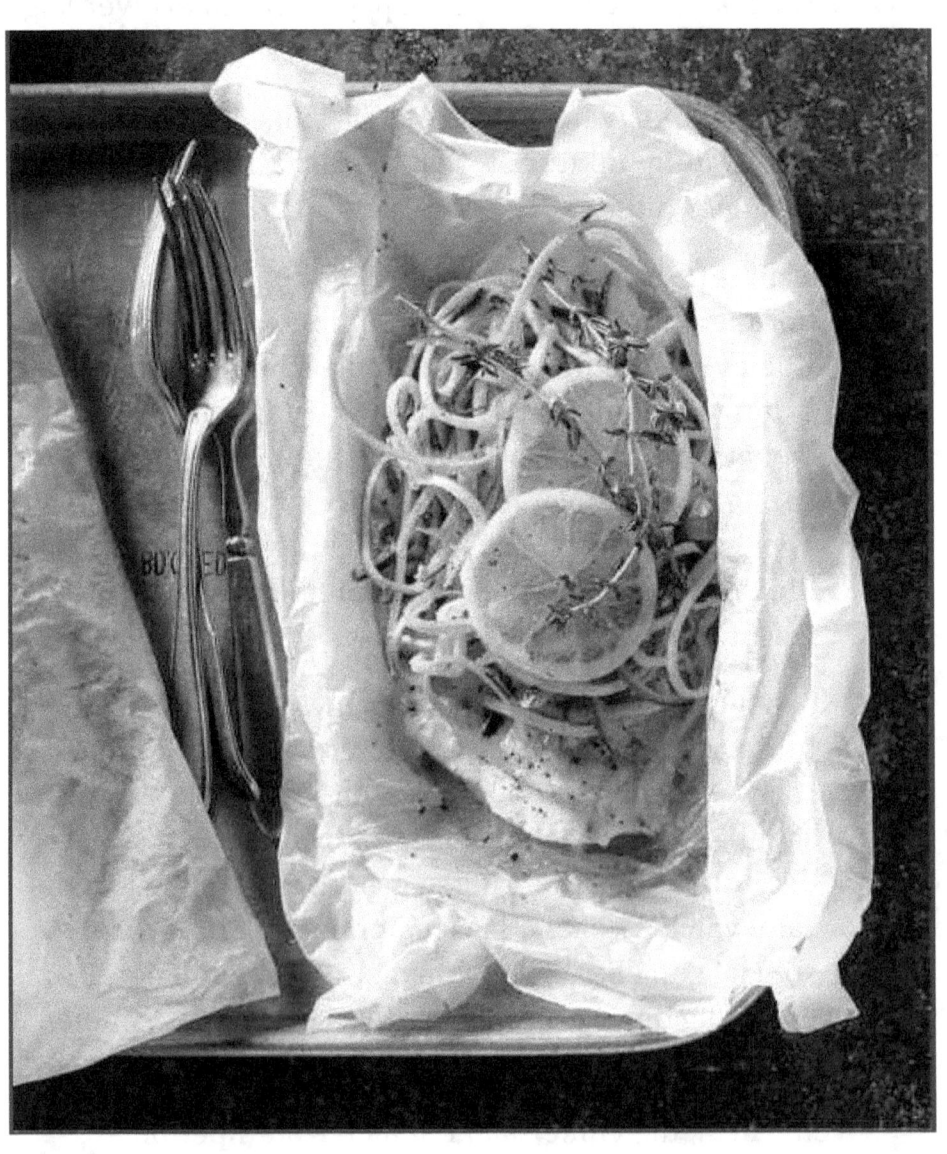

TONG EN PAPILLOT MET GEKRIMPTE GROENTE

VOORBEREIDING:Bak vir 30 minute: 12 minute: 4 porsiesFOTO

JY KAN BESLIS GROENTE JULIENNEGOED MET 'N SKERP SJEFSMES, MAAR BAIE TYDROWEND. JULIENNE-SKILLER (SIEN"TOERUSTING") PRODUSEER VINNIG LANG, DUN, EWEREDIG GEVORMDE STROKE GROENTE.

- 4 6-ounce filette vars of bevrore tong, bot of ander ferm wit vis
- 1 courgette, gesny
- 1 groot wortel, gesny
- Halwe rooi ui, gekrimp
- 2 Roma-tamaties, ontpit en gekap
- 2 knoffelhuisies, fyn gekap
- 1 eetlepel olyfolie
- ½ teelepel swartpeper
- 1 suurlemoen in 8 dun skywe gesny, pitte verwyder
- 8 takkies vars tiemie
- 4 teelepels olyfolie
- ¼ koppie droë witwyn

1. Ontdooi die vis as dit gevries is. Voorverhit oond tot 375°F. Meng die zucchini, wortel, ui, tamatie en knoffel in 'n groot bak. Voeg 1 eetlepel olyfolie en ¼ teelepel peper by; meng goed. sit die groente eenkant.

2. Sny vier 14-duim vierkante uit perkamentpapier. spoel die vis af; Vee droog met 'n papierhanddoek. Plaas 'n filet in die middel van elke vierkant. Sprinkel die

oorblywende ¼ teelepel peper oor. Plaas die groente, suurlemoenskywe en tiemietakkies op die filet en versprei eweredig. Bedruip elke stapel met 1 teelepel olyfolie en 1 eetlepel witwyn.

3. Werk een pakkie op 'n slag, trek die twee teenoorstaande kante van die bakpapier op en vou dit 'n paar keer oor die vis. Vou die punte van die perkament in om te seël.

4. Rangskik die pakkies in 'n groot bakplaat. Bak vir sowat 12 minute, of tot vis vlokkies wanneer dit met 'n vurk getoets word (maak die pakkie versigtig oop om te kyk of dit gaar is).

5. Plaas elke pakkie op 'n bord om voor te sit. Maak die pakkies versigtig oop.

ARUGULA PESTO FISH TACOS MET SMOKY LIME CREAM

VOORBEREIDING:30 minute rooster: 4-6 minute per ½ duim dikte, lewer 6 porsies

JY KAN DIE TONG MET KABELJOU VERVANG- NET GEEN TILAPIA NIE. ONGELUKKIG IS TILAPIA EEN VAN DIE SLEGSTE KEUSES VIR VIS. DAAR WORD FEITLIK ORAL OP DIE PLAAS MET HULLE GEBOER, EN DIKWELS IN HAGLIKE OMSTANDIGHEDE. ALHOEWEL TILAPIA BYNA ORAL IS, MOET DIT VERMY WORD.

- 4 4- tot 5-ounce vars of bevrore tongfilette, ongeveer ½ duim dik
- 1 roket pesto resep (sien<u>resep</u>)
- ½ koppie cashew room (sien<u>resep</u>)
- 1 teelepel rokerige geurmiddels (sien<u>resep</u>)
- ½ teelepel fyn gerasperde lemmetjieskil
- 12 slaaiblare
- 1 ryp avokado in die helfte gesny, ontpit, geskil en in dun skywe gesny
- 1 koppie gekapte tamaties
- ¼ koppie vars koljander
- Sny 1 lemmetjie in skywe

1. Ontdooi die vis as dit gevries is. spoel die vis af; Vee droog met 'n papierhanddoek. Sit die vis eenkant.

2. Vryf bietjie rucola pesto aan albei kante van die vis.

3. Vir 'n houtskool- of gasbraaier, plaas die vis direk op 'n gesmeerde rooster oor medium-hoë hitte. Bedek en

rooster vir 4-6 minute, of totdat die vis sag is wanneer dit met 'n vurk getoets word en een keer halfpad deur kook omdraai.

4. Meng intussen die cashewroom, rokerige geurmiddels en lemmetjieskil in 'n klein bakkie vir die Smoky Lime-room.

5. Breek die vis met 'n vurk in stukke. Vul die botterkopvelle met vis, avokadoskywe en tamaties. Sprinkel koljander oor. Bedruip die tacos met Smoky Lime-room. Sit voor met lemmetjiewiggies om oor die tacos uit te druk.

AMANDELKORSBASIS

VOORBEREIDING:15 minute kook: 3 minute voorbereiding: 2 porsies

NET BIETJIE AMANDELMEELSKEP 'N PRAGTIGE KORS OP HIERDIE SUPERVINNIGE GEBAKTE VIS, BEDIEN MET ROMERIGE MAYONNAISE EN 'N SPRINKEL VARS SUURLEMOEN.

12 onse vars of bevrore tongfilette

1 eetlepel suurlemoengras speserye (sien<u>resep</u>)

¼-½ teelepel swartpeper

⅓ koppie amandelmeel

2-3 eetlepels olyfolie

¼ koppie paleo mayonnaise (sien<u>resep</u>)

1 teelepel gekapte vars dille

suurlemoenskywe

1. Ontdooi die vis as dit gevries is. spoel die vis af; Vee droog met 'n papierhanddoek. Meng die suurlemoenskil en peper in 'n klein bakkie. Bedek beide kante van die filet met die speserymengsel en druk liggies om dit te laat vassit. Sprinkel amandelmeel op 'n groot bord. Doop een kant van elke filet in die amandelmeel en druk liggies om vas te plak.

2. Verhit genoeg olie in 'n groot pan om die pan oor medium-hoë hitte te bedek. Voeg die vis by, bedekte kant na onder. Laat kook vir 2 minute. Draai die vis versigtig om. kook vir nog sowat 1 minuut, of totdat

die vis uitmekaar val wanneer dit met 'n vurk getoets word.

3. Vir die sous, meng paleo-mayonnaise en dille in 'n klein bakkie. Die vis word bedien met sous en suurlemoenwiggies.

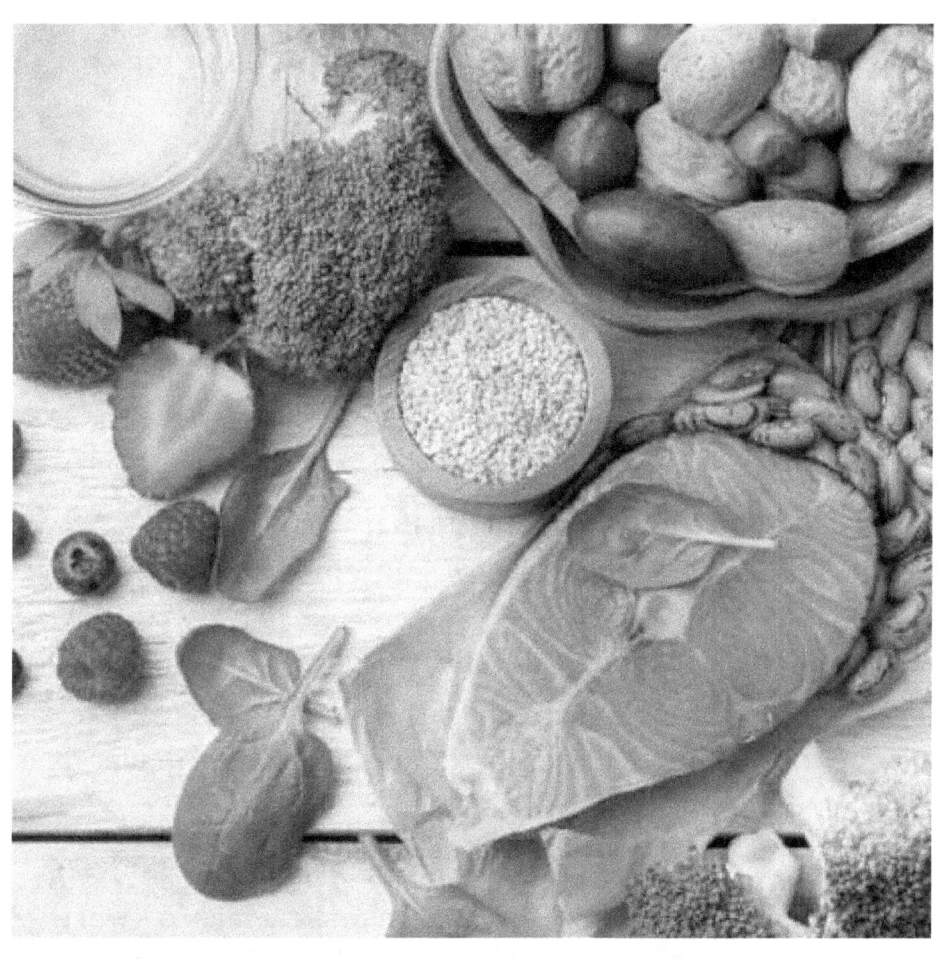

GEROOSTERDE KABELJOU EN ZUCCHINI-PAKKIES MET PITTIGE MANGO BASILIEKRUID SOUS

VOORBEREIDING: 20 minute se braai: 6 minute: 4 porsies

- 1 tot 1,5 pond vars of bevrore kabeljou, ½ tot 1 duim dik
- 4 stukke foelie 24 duim lank by 12 duim breed
- 1 medium zucchini in julienne-repies gesny
- Geur met suurlemoen en kruie (sien resep)
- ¼ koppie Chipotle Paleo Mayo (sien resep)
- 1-2 eetlepels fyngedrukte ryp mango*
- 1 eetlepel vars lemmetjie- of suurlemoensap of ryswynasyn
- 2 eetlepels gekapte vars basiliekruid

1. Ontdooi die vis as dit gevries is. spoel die vis af; Vee droog met 'n papierhanddoek. Sny die vis in vier dele.

2. Vou elke stuk foelie in die helfte om 'n dubbeldik vierkant van 12 duim te maak. Plaas 'n porsie vis in die middel van 'n vierkantige foelie. Plaas 'n kwart van die zucchini bo-op. Sprinkel suurlemoenspeserye oor. Lig die twee teenoorstaande kante van die foelie op en vou dit verskeie kere oor die courgette en vis. Vou die punte van die foelie daaroor. Herhaal hierdie proses om nog drie pakkette te skep. Om die sous te maak, kombineer die chipotle paleo mayo, mango, lemmetjiesap en basiliekruid in 'n klein bak. sit dit eenkant.

3. Vir 'n houtskool- of gasbraaier, plaas die pakkies direk op die geoliede roosterrooster oor medium-hoë hitte.

Bedek en rooster vir 6-9 minute, of totdat vis vlokkies wanneer getoets met 'n vurk en courgette bros-sag is (maak die pakkie versigtig oop om te kyk of dit gaar is). Moenie die pakkies omdraai terwyl dit rooster nie. Smeer elke porsie met sous.

*Wenk: Vir die mangopuree, kombineer ¼ koppie gekapte mango en 1 eetlepel water in 'n blender. Bedek en meng tot glad. Voeg die oorblywende puree mango by die smoothie.

KABELJOU GEPOSJEER IN RIESLING MET TAMATIES GEVUL MET PESTO

VOORBEREIDING: 30 minute kook: 10 minute voorbereiding: 4 porsies

- 1 tot 1,5 pond vars of bevrore kabeljoufilette, ongeveer 1 duim dik
- 4 Roma tamaties
- 3 eetlepels basiliekruid pesto (sien resep)
- ¼ teelepel gekraakte swartpeper
- 1 koppie droë Riesling of Sauvignon Blanc
- 1 takkie vars tiemie of ½ teelepel gedroogde tiemie, fyn gekap
- 1 lourierblaar
- ½ koppie water
- 2 eetlepels gekapte salotte
- suurlemoenskywe

1. Ontdooi die vis as dit gevries is. Sny die tamaties horisontaal in die helfte. Sny die pitte en bietjie vleis uit. (As die tamaties plat moet sit, sny 'n baie dun skyfie van die einde af, wees versigtig om nie gate in die bodem van die tamatie te steek nie.) Skep 'n bietjie pesto in elke tamatiehelfte. strooi gekraakte peper oor; sit dit eenkant.

2. Spoel die vis af; Vee droog met 'n papierhanddoek. Sny die vis in vier dele. Plaas 'n stoommandjie in 'n groot kastrol met 'n styfpassende deksel. Voeg ongeveer ½ duim water by die pan. dit kook; Verminder hitte tot

medium. Plaas die tamaties in die mandjie, kant na bo. Bedek en prut vir 2-3 minute of tot deurwarm.

3. Sit die tamaties op 'n bord; bedek om warm te bly. haal die stoommandjie uit die pan; gooi die water weg. Voeg die wyn, tiemie, lourierblare en ½ koppie water by die pan. dit kook; Verminder hitte tot medium-laag. Voeg vis en salotte by. Bedek en prut vir 8-10 minute, of totdat die vis met 'n vurk getoets kan word.

4. Sprinkel die vis met bietjie stropingsvloeistof. Die vis word bedien met tamaties gevul met pesto en suurlemoenwiggies.

GEBRAAIDE KABELJOU MET PISTACHE EN KOLJANDER OOR FYNGEMAAKTE PATATS

VOORBEREIDING: Kook 20 minute: Bak 10 minute: 4-6 minute per ½ duim dikte Maak: 4 porsies

- 1 tot 1,5 pond vars of bevrore kabeljou
- Olyfolie of verfynde klapperolie
- 2 eetlepels gemaalde pistache, pekanneute of amandels
- 1 eierwit
- ½ teelepel fyn gerasperde suurlemoenskil
- 1½ kilo patats, geskil en in blokkies gesny
- 2 knoffelhuisies
- 1 eetlepel klapperolie
- 1 eetlepel gerasperde vars gemmer
- ½ teelepel gemaalde komyn
- ¼ koppie klappermelk (dieselfde as Nature's Way)
- 4 teelepels koljanderpesto of basiliekruidpesto (sien resepte)

1. Ontdooi die vis as dit gevries is. Voorverhit die braaikuikens. Die olierooster van 'n roosterpan. Meng die gemaalde okkerneute, eierwitte en suurlemoenskil in 'n klein bak. sit dit eenkant.

2. Vir die fyngemaakte patats, kook die patats en knoffel in 'n middelslagkastrol in genoeg kookwater om te bedek, 10-15 minute of tot sag. kanaal; Plaas die patat en knoffel terug in die pot. Druk die patats fyn met 'n aartappeldrukker. Meng 1 eetlepel klapperolie,

gemmer en komyn by. Meng met die klappermelk tot lig en donsig.

3. Spoel die vis af; Vee droog met 'n papierhanddoek. Sny die vis in vier dele en plaas dit op die voorbereide, onverhitte rooster van 'n roosterpan. Speld onder die dun rande vas. Smeer elke stukkie met koljanderpesto. Gooi die neutmengsel oor die pesto en smeer versigtig. Braai die vis 4 duim van die hitte vir 4 tot 6 minute per halfduim dikte, of totdat jy die vis met 'n vurk kan toets, bedek met foelie wanneer dit rooster as die laag begin brand. Die vis word saam met patats bedien.

ROOSMARYN TANGERINE KABELJOU MET GEROOSTERDE BROCCOLI

VOORBEREIDING: Marineer 15 minute: bak vir 30 minute: 12 minute voorbereiding: 4 porsies

- 1 tot 1,5 pond vars of bevrore kabeljou
- 1 teelepel fyn gekapte mandarynskil
- ½ koppie vars mandaryn of lemoensap
- 4 eetlepels olyfolie
- 2 teelepels gekapte vars roosmaryn
- ¼-½ teelepel gekraakte swartpeper
- 1 teelepel fyn gekapte mandarynskil
- 3 koppies broccoli blommetjies
- ¼ teelepel fyngemaakte rooipeper
- Mandarynskywe, pitte verwyder

1. Voorverhit oond tot 450°F. Ontdooi die vis as dit gevries is. spoel die vis af; Vee droog met 'n papierhanddoek. Sny die vis in vier dele. Meet die dikte van die vis. In 'n vlak bak, kombineer die tangerine-skil, tangerine-sap, 2 eetlepels olyfolie, roosmaryn en swartpeper. voeg vis by. Bedek en marineer in die yskas vir tot 30 minute.

2. Gooi die broccoli in 'n groot bak met die oorblywende 2 eetlepels olyfolie en die fyngemaakte rooi soetrissie. Gooi in 'n 2 liter oondbak.

3. Smeer 'n vlak bakplaat liggies met bykomende olyfolie. Dreineer die vis en behou die marinade. Plaas die vis in die pan, steek dit onder die dun rand in. Plaas die

vis en broccoli in die oond. Bak die broccoli vir 12-15 minute, of tot dit bros is, roer een keer halfpad deur kook. Braai die vis vir 4 tot 6 minute totdat elke halwe duim dik is, of totdat die vis vlok wanneer dit met 'n vurk getoets word.

4. Kook die gereserveerde marinade in 'n klein pan; Laat kook vir 2 minute. Sprinkel die gaar vis met die marinade. Die vis word bedien met broccoli en mandarynskywe.

KERRIE KABELJOU SLAAI WRAPS MET INGELEGDE RADYSE

VOORBEREIDING: Staan vir 20 minute: kook vir 20 minute: 6 minute om voor te berei: 4 porsies<u>FOTO</u>

- 1 pond vars of bevrore kabeljoufilette
- 6 radyse, grof gekap
- 6-7 eetlepels appelasyn
- ½ teelepel fyngemaakte rooipeper
- 2 eetlepels onverfynde klapperolie
- ¼ koppie amandelbotter
- 1 knoffelhuisie, fyn gekap
- 2 teelepels fyn gerasperde gemmer
- 2 eetlepels olyfolie
- 1½-2 teelepels kerriepoeier sonder bygevoegde sout
- 4-8 slaaiblare of slaaiblare
- 1 rooi soetrissie in julienne-repies gesny
- 2 eetlepels gekapte vars koljander

1. Ontdooi die vis as dit gevries is. In 'n medium bak, kombineer die radyse, 4 eetlepels asyn en ¼ teelepel gemaalde rooipeper. Laat staan vir 20 minute, roer af en toe.

2. Vir die amandelbottersous, smelt die klapperolie in 'n klein pan oor lae hitte. Meng die amandelbotter tot glad. Roer knoffel, gemmer en oorblywende ¼ teelepel fyngedrukte rooipeper by. Verwyder van hitte. Voeg die oorblywende 2-3 eetlepels appelasyn by en meng tot glad; sit dit eenkant. (Die sous sal effens verdik as asyn bygevoeg word.)

3. Spoel die vis af; Vee droog met 'n papierhanddoek. Verhit die olyfolie en kerriepoeier in 'n groot pan oor medium-hoë hitte. Voeg vis by; Kook vir 3-6 minute, of totdat die vis vlok wanneer dit met 'n vurk getoets word en halfpad deur kook omdraai. Vlok die vis grofweg met twee vurke.

4. Dreineer die radyse; Gooi die marinade weg. Voeg bietjie vis, soetrissierepies, radysemengsel en amandelbottersous by elke slaaiblaar. Sprinkel koljander oor. Draai die blaar om die vulsel. Indien nodig, maak die pakkies vas met 'n houttandestokkie.

GEBAKTE SKELVIS MET SUURLEMOEN EN VINKEL

VOORBEREIDING:25 minute bak: 50 minute voorbereiding: 4 porsies

SKELVIS, POLLOCK EN KABELJOU IS OOK BESKIKBAARSAGTE GEUR, HARDE WIT VLEIS. HULLE IS UITRUILBAAR IN DIE MEESTE RESEPTE, INSLUITEND HIERDIE EENVOUDIGE GEBAKTE VIS EN GROENTE MET KRUIE EN WYN.

- 4 6-ounce filette vars of bevrore skelvis, pollock of kabeljou, ongeveer ½ duim dik
- 1 groot ui vinkel, ontpit en in skywe gesny, blare gereserveer en gekap
- 4 medium wortels, vertikaal gehalveer en in 2-3 duim lang stukke gesny
- 1 rooi ui in die helfte gesny en in skywe gesny
- 2 knoffelhuisies, fyn gekap
- 1 suurlemoen in dun skywe gesny
- 3 eetlepels olyfolie
- ½ teelepel swartpeper
- ¾ koppie droë witwyn
- 2 eetlepels fyngekapte vars pietersielie
- 2 eetlepels gebraaide vars vinkelblare
- 2 teelepels fyngekapte suurlemoenskil

1. Ontdooi die vis as dit gevries is. Voorverhit oond tot 400°F. In 'n 3-kwart reghoekige oondbak, kombineer die vinkel, wortel, ui, knoffel en suurlemoenwiggies. Bedruip met 2 eetlepels olyfolie en sprinkel ¼

teelepel peper oor. jas in te gooi. Gooi wyn in 'n bak. Bedek die bak met foelie.

2. Bak vir 20 minute. Ontdek; Roer die groentemengsel by. Bak vir nog 15-20 minute, of tot die groente bros en sag is. Roer die groentemengsel by. Sprinkel die vis met die oorblywende ¼ teelepel peper. Plaas die vis bo-op die groentemengsel. Bedruip met die oorblywende 1 eetlepel olyfolie. Bak vir ongeveer. Bak vir 8-10 minute of tot jy die vis met 'n vurk kan toets.

3. Meng die pietersielie, vinkelblare en suurlemoenskil in 'n klein bakkie. Wanneer jy opdien, verdeel die vis-en-groentemengsel tussen opdienborde. Skep pansap vis en groente in. Sprinkel pietersieliemengsel oor.

CAJUN-STYL PEKANNEUTSNAPPER MET TARTAARSOUS, OKRA EN TAMATIE

VOORBEREIDING:1 uur kook: 10 minute bak: 8 minute Bereiding: 4 porsies

BESIGHEIDSWAARDIGE VISKOSDIT VERG 'N BIETJIE VOORBEREIDING, MAAR DIE RYK GEURE MAAK DIT DIE MOEITE WERD. DIE TARTAARSOUS – 'N MAYONNAISESOUS MET MOSTERD-, SUURLEMOEN- EN CAJUN-SPESERYE, VERRYK MET GEKAPTE ROOI SOETRISSIE, STINGELUIE EN PIETERSIELIE – KAN 'N DAG VOORAF VOORBEREI EN VERKOEL WORD.

- 4 eetlepels olyfolie
- ½ koppie fyngekapte pekanneute
- 2 eetlepels gekapte vars pietersielie
- 1 eetlepel gekapte vars tiemie
- 2 8-ounce Red Snapper-filette, ½ duim dik
- 4 teelepels Cajun-geurmengsel (sien<u>resep</u>)
- ½ koppie gekapte ui
- ½ koppie blokkies groen soetrissie
- ½ koppie seldery in blokkies gesny
- 1 eetlepel gemaalde knoffel
- 1 pond vars okra, in 1-duim-dik skywe gesny (of vars aspersies, in 1-duim-stukke gesny)
- 8 onse druiwe of kersietamaties, gehalveer
- 2 teelepels gekapte vars tiemie
- Swart peper
- Rémoulade (sien resep regs)

1. Verhit 1 eetlepel olyfolie in 'n medium-pot oor medium-hoë hitte. Voeg die pekanneute en roosterbrood by, roer gereeld, vir sowat 5 minute, of tot goudkleurig en geurig. Plaas die pekanneute in 'n klein bakkie en laat afkoel. Voeg pietersielie en tiemie by en hou eenkant.

2. Voorverhit oond tot 400°F. Voer 'n bakplaat uit met bakpapier of foelie. Plaas die snapperfilette met velkant na onder op die bakplaat en besprinkel elkeen met 1 teelepel Cajun-geursel. Smeer 2 eetlepels olyfolie op die filette met 'n deegkwas. Versprei die pekanneutmengsel eweredig tussen die filette, druk die pekanneute liggies op die oppervlak van die vis om hulle te help vashaak. Indien moontlik, bedek die blootgestelde areas van die visfilet met okkerneute. Bak die vis vir 8-10 minute of tot dit maklik met die punt van 'n mes vlok.

3. Verhit die oorblywende 1 eetlepel olyfolie in 'n groot pan oor medium-hoë hitte. Voeg die ui, soetrissie, seldery en knoffel by. Kook en roer vir 5 minute of totdat die groente bros en sag is. Voeg gesnyde okra (of aspersies, indien gebruik) en tamaties by; Kook vir 5-7 minute, of totdat die okra bros en sag is en die tamaties begin verdeel. Verwyder van hitte, geur met tiemie en swartpeper. Die groente word bedien met snapper en rémoulade.

Remoulade: In 'n voedselverwerker, puree ½ koppie gekapte rooi soetrissie, ¼ koppie gekapte groen ui, en 2 eetlepels gekapte vars pietersielie fyn. Voeg ¼ koppie paleo-mayonnaise by (sien<u>resep</u>), ¼ koppie Dijon-mosterd (sien<u>resep</u>), 1½ teelepels suurlemoensap en ¼ teelepel Cajun-speserymengsel (sien<u>resep</u>). Pols op gekombineer. Plaas in 'n bak en verkoel tot gereed om te bedien. (Die remoulade kan 1 dag vooraf voorberei word en in die yskas gebêre word.)

DRAGON TUNA PATTIES MET AVOKADO-SUURLEMOEN AÏOLI

VOORBEREIDING:25 minute kook: 6 minute voorbereiding: 4 porsiesFOTO

SAAM MET SALM IS TUNA EEN VAN HULLEVAN DIE SKAARS SPESIES VIS WAT FYN GESNY EN IN HAMBURGERS GEVORM KAN WORD. WEES VERSIGTIG OM NIE DIE TUNA IN DIE VOEDSELVERWERKER TE OORVERWERK NIE.

1 kilo vars of bevrore vellose tunafilette

1 eierwit, liggies geklits

¾ koppie gemaalde goue vlasaadmeel

1 eetlepel vars gekapte dragon of dille

2 eetlepels gekapte vars grasuie

1 teelepel fyngekapte suurlemoenskil

2 eetlepels vlasaadolie, avokado-olie of olyfolie

1 medium avokado, ontpit

3 eetlepels paleo mayonnaise (sienresep)

1 teelepel fyngekapte suurlemoenskil

2 teelepels vars suurlemoensap

1 knoffelhuisie, fyn gekap

4 ons babaspinasie (ongeveer 4 koppies styf verpak)

⅓ koppie geroosterde knoffelvinaigrette (sienresep)

1 Granny Smith-appel, ontpit en in vuurhoutjies gesny

¼ koppie gekapte geroosterde okkerneute (sienwenk)

1. Ontdooi die vis as dit gevries is. spoel die vis af; Vee droog met 'n papierhanddoek. Sny die vis in 1,5 duim

stukke. Plaas die vis in 'n voedselverwerker. Verwerk met aan/af-pulse tot fyn gekap. (Wees versigtig om nie te oorwerk nie, anders word die tert hard.) Sit die vis eenkant.

2. Klits die eierwitte, ¼ koppie vlasaadmeel, dragon, grasuie en suurlemoenskil in 'n medium bak saam. Voeg vis by; Meng versigtig. Vorm die vismengsel in vier ½-duim-dik patties.

3. Plaas oorblywende ½ koppie vlasaadmeel in 'n vlak bak. Doop die patties in die vlasaadmengsel en draai dan om om eweredig te bedek.

4. Verhit olie in 'n ekstra groot pan oor medium-hoë hitte. Braai die tuna-patties in warm olie vir 6 tot 8 minute, of totdat 'n kitsleestermometer wat horisontaal in die patties geplaas is, 160°F registreer, een keer halfpad deur kook.

5. Druk intussen die avokado met 'n vurk in 'n medium bak vir die aïoli. Voeg die paleo-mayonnaise, suurlemoenskil, suurlemoensap en knoffel by. Druk goed en amper glad.

6. Plaas die spinasie in 'n medium bak. Gooi spinasie met geroosterde knoffelvinaigrette; jas in te gooi. Vir elke porsie, plaas 'n tuna patty en 'n kwart van die spinasie op 'n opdienbord. Top tuna met aïoli. Spinasie bedek met appels en okkerneute. Bedien dadelik.

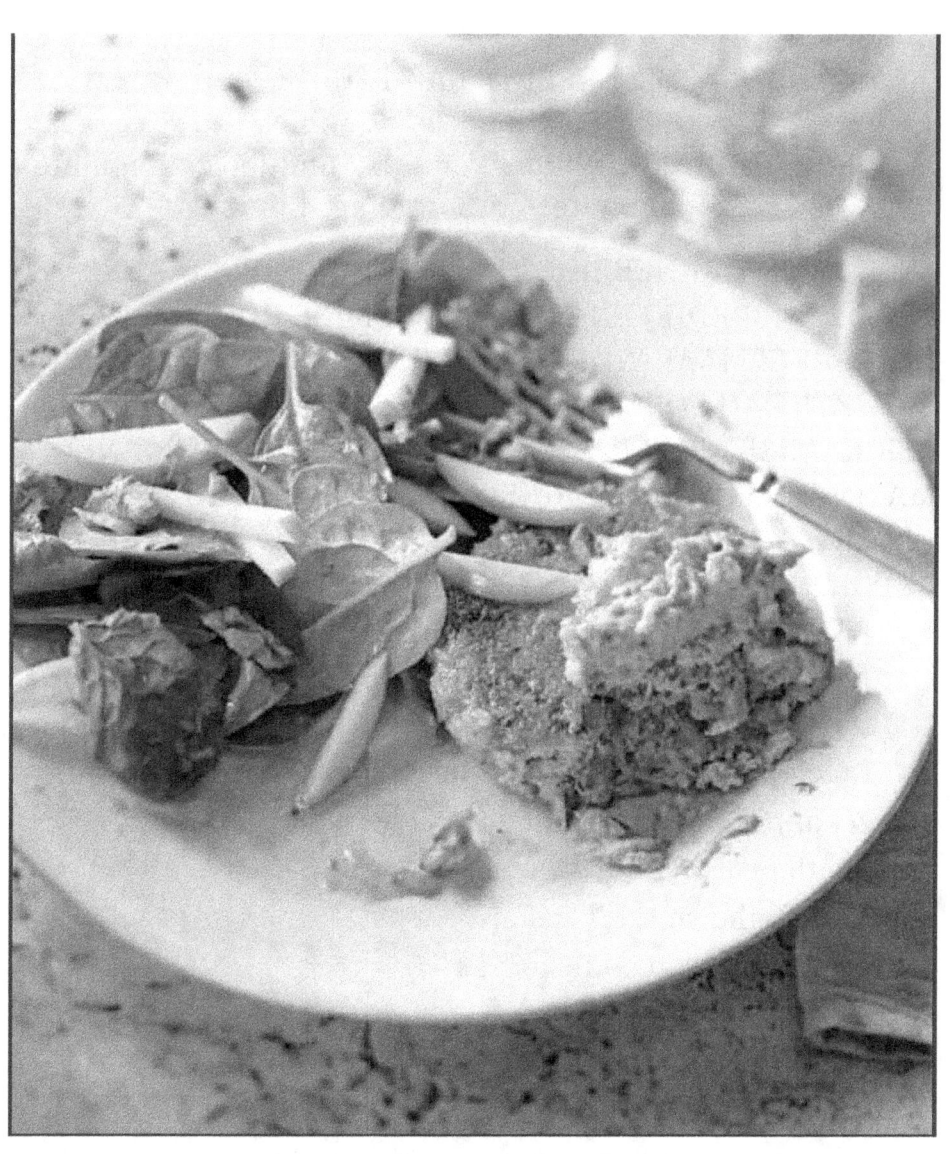

GESTREEPTE BAS-TAGINE

VOORBEREIDING:50 minute koud: 1-2 uur kook: 22 minute bak: 25 minute voorbereiding: 4 porsies

SY NAAM IS TAGINEBEIDE 'N TIPE NOORD-AFRIKAANSE GEREG ('N BREDIE) EN DIE KEËLVORMIGE HOUER WAARIN DIT GAARGEMAAK WORD. AS JY NIE EEN HET NIE, WERK 'N BEDEKTE PAN GOED. CHERMOULA IS 'N DIK NOORD-AFRIKAANSE KRUIEPASTA WAT DIE MEESTE AS 'N MARINADE VIR VIS GEBRUIK WORD. SIT HIERDIE KLEURVOLLE VISGEREG VOOR SAAM MET KAPOKAARTAPPELS OF BLOMKOOL.

- 4 6-ons vars of bevrore gestreepte bas- of heilbotfilette, vel aan
- 1 bossie koljander, gekap
- 1 teelepel fyn gerasperde suurlemoenskil (hou eenkant)
- ¼ koppie vars suurlemoensap
- 4 eetlepels olyfolie
- 5 knoffelhuisies, fyn gekap
- 4 teelepels gemaalde komyn
- 2 teelepels soet paprika
- 1 teelepel gemaalde koljander
- ¼ teelepel gemaalde anyssaad
- 1 groot ui, geskil, gehalveer en in dun skywe gesny
- 1 15-ons blikkie soutvrye, in blokkies gesnyde vuurgeroosterde tamaties, geen sout nie
- ½ koppie hoenderbeenbouillon (sien resep) of hoendersop sonder bygevoegde sout

1 groot geel soetrissie, ontpit en in ½-duim repe gesny

1 groot lemoen soetrissie, ontpit en in ½-duim repe gesny

1. Ontdooi die vis as dit gevries is. spoel die vis af; Vee droog met 'n papierhanddoek. Plaas die visfilette in 'n nie-metaalagtige, plat oondbak. Sit die vis eenkant.

2. Vir die chermoula, kombineer koljander, suurlemoensap, 2 eetlepels olyfolie, 4 gemaalde knoffelhuisies, komyn, paprika, koljander en anys in 'n blender of klein voedselverwerker. Bedek en meng tot glad.

3. Skep die helfte van die chermoula oor die vis en draai die vis om sodat dit albei kante bedek. Bedek en verkoel vir 1-2 uur. Bedek met orige chermoula; Laat by kamertemperatuur tot benodig.

4. Voorverhit oond tot 325°F. Verhit die oorblywende 2 eetlepels olie in 'n groot pan oor medium-hoë hitte. voeg uie by; kook en roer vir 4-5 minute of tot sag. Roer die oorblywende 1 huisie fyngekapte knoffel by. bring tot kookpunt en roer vir 1 minuut. Voeg die gereserveerde chermoula, tamaties, hoenderbouillon, rooipeperrepies en suurlemoenskil by. dit kook; Verlaag die hitte. Prut onbedek vir 15 minute. Indien nodig, dra mengsel oor na tagine; Plaas die vis en die orige chermoula uit die bak bo-op. Tuisblad; Bak vir 25 minute. Bedien dadelik.

HEILBOT IN KNOFFEL GARNALE SOUS MET SOFFRITO COLLARD GREENS

VOORBEREIDING:30 minute kook: 19 minute voorbereiding: 4 porsies

DAAR IS VERSKILLENDE BRONNE EN VARIËTEITE VAN HEILBOT.EN HULLE KAN VAN BAIE VERSKILLENDE KWALITEIT WEES - EN IN BAIE VERSKILLENDE TOESTANDE GEHENGEL. DIE VOLHOUBAARHEID VAN DIE VIS, DIE OMGEWING WAARIN DIT LEEF, EN DIE BOERDERY-/VISVANGTOESTANDE IS ALLES FAKTORE WAT BEPAAL WATTER VIS 'N GOEIE EETOPSIE IS. BESOEK DIE MONTEREY BAY AQUARIUM WEBWERF (WWW.SEAFOODWATCH.ORG).

- 4 6-ounce vars of bevrore heilbotfilette, ongeveer 1 duim dik
- Swart peper
- 6 eetlepels ekstra suiwer olyfolie
- ½ koppie fyngekapte ui
- ¼ koppie rooi soetrissie in blokkies gesny
- 2 knoffelhuisies, fyn gekap
- ¾ teelepel gerookte paprika
- ½ teelepel vars gekapte origanum
- 4 koppies kraaggroentes, met stingels, in ¼-duim dik stroke gesny (ongeveer 12 onse)
- ⅓ koppie water
- 8 onse medium garnale, geskil, ontwater en grof gekap
- 4 knoffelhuisies, in dun skywe gesny

¼-½ teelepel fyngemaakte rooipeper

⅓ koppie droë sjerrie

2 eetlepels suurlemoensap

¼ koppie gekapte vars pietersielie

1. Ontdooi die vis as dit gevries is. spoel die vis af; Vee droog met 'n papierhanddoek. Sprinkel die vis met peper. Verhit 2 eetlepels olyfolie oor medium-hoë hitte in 'n groot pan. Voeg die filet by; Kook vir 10 minute of tot goudbruin en skilferig wanneer dit met 'n vurk getoets word. Draai een keer halfpad deur kook. Plaas die vis op 'n foelie-gevoerde bord en tent om warm te bly.

2. Verhit intussen, in 'n ander groot pan, 1 eetlepel olyfolie oor medium-hoë hitte. Voeg ui, soetrissie, 2 gemaalde knoffelhuisies, soetrissie en origanum by; kook en roer vir 3-5 minute of tot sag. Roer die kruie en water by. Bedek en kook vir 3-4 minute of totdat die vloeistof verdamp het en die groente sag is, roer af en toe. Bedek en hou warm tot opdiening.

3. Vir die garnale sous, voeg die oorblywende 3 eetlepels olyfolie by die pan wat gebruik word om die vis gaar te maak. Voeg die garnale, 4 knoffelhuisies en die fyngemaakte rooi soetrissie by. Kook en roer vir 2-3 minute of totdat die knoffel net begin goud word. Voeg die garnale by; Kook tot garnale ferm en pienk is, 2 tot 3 minute. Roer die sjerrie en suurlemoensap by. Kook vir 1-2 minute of tot effens sag. Roer die pietersielie by.

4. Smeer die heilbotfilet met garnale sous. Sit voor saam met groente.

SEEKOS BOUILLABAISSE

VAN BEGIN TOT EINDE: 1¾ UUR BEREIDING: 4 PORSIES

SOOS DIE ITALIAANSE CIOPPINO, SO IS HIERDIE FRANSE SEEKOSBREDIEDIE VIS EN SKULPVIS BLYK 'N MONSTER VAN DIE DAG SE VANGS TE WEES, IN 'N POT GEGOOI MET KNOFFEL, UI, TAMATIE EN WYN. DIE KENMERKENDE AROMA VAN BOUILLABAISSE IS EGTER DIE GEURKOMBINASIE VAN SAFFRAAN, VINKEL EN LEMOENSKIL.

- 1 pond vars of bevrore vellose heilbotfilette in 1-duim-stukke gesny
- 4 eetlepels olyfolie
- 2 koppies gekapte ui
- 4 knoffelhuisies, fyngedruk
- 1 kop vinkel ontpit en gekap
- 6 Roma-tamaties, gekap
- ¾ koppie hoenderbeenbouillon (sien resep) of hoendersop sonder bygevoegde sout
- ¼ koppie droë witwyn
- 1 koppie fyngekapte ui
- 1 kop vinkel ontpit en gekap
- 6 knoffelhuisies, fyn gekap
- 1 lemoen
- 3 Roma-tamaties, gekap
- 4 stringe saffraan
- 1 eetlepel vars origanum
- 1 kilo sint-jakobsschelp, geskrop en afgespoel

1 lb. mossels, baard verwyder, geskrop en afgespoel (sien<u>wenk</u>)

Gesnyde vars origanum (opsioneel)

1. Ontdooi die heilbot as dit gevries is. spoel die vis af; Vee droog met 'n papierhanddoek. Plaas die vis eenkant.

2. Verhit 2 eetlepels olyfolie oor medium-hoë hitte in 'n 6-8 liter oond. Voeg 2 koppies gekapte ui, 1 gekapte vinkel en 4 knoffelhuisies by die pan. Kook vir 7-9 minute of tot die ui sag is, roer af en toe. Voeg 6 gekapte tamaties en 1 gekapte vinkel by; Kook vir nog 4 minute. Voeg hoenderbeenbouillon en witwyn by pot; prut vir 5 minute; laat dit bietjie afkoel. Plaas die groentemengsel in 'n blender of voedselverwerker. Bedek en meng of verwerk tot glad; sit dit eenkant.

3. Verhit in dieselfde Nederlandse oond die oorblywende 1 eetlepel olyfolie oor medium-hoë hitte. Voeg 1 koppie gekapte ui, 1 fyn vinkel en 6 gekapte knoffelhuisies by. Kook oor medium-hoë hitte vir 5-7 minute of tot amper sag, terwyl jy gereeld roer.

4. Verwyder die skil van die lemoen in breë repe met 'n groenteskiller. sit dit eenkant. Plaas die puree groentemengsel, 3 gekapte tamaties, saffraan, origanum en lemoenskilrepies in die Nederlandse oond. dit kook; Verlaag hitte om prut te handhaaf. Voeg mossels, mossels en vis by; Roer liggies om die vis in die sous te bedek. Pas hitte aan soos nodig om stoom te behou. Bedek en prut liggies vir 3-5 minute totdat mossels en mossels oopgaan en visvlokkies

wanneer dit met 'n vurk getoets word. Skep in plat bakkies om voor te sit. Sprinkel met bykomende origanum indien verkies.

KLASSIEKE GARNALE CEVICHE

VOORBEREIDING: 20 minute kook: 2 minute koud: 1 uur staan: 30 minute Bereiding: 3-4 porsies

HIERDIE LATYNS-AMERIKAANSE GEREG IS PRAGTIGSMAAK EN TEKSTUUR. KNAPPERIGE KOMKOMMER EN SELDERY, ROMERIGE AVOKADO, PITTIGE EN PITTIGE JALAPEÑOS, EN SAGTE, SOET GARNALE MENGELMOES MET LEMMETJIESAP EN OLYFOLIE. IN TRADISIONELE CEVICHE "KOOK" DIE SUURHEID IN DIE LEMMETJIESAP DIE GARNALE - MAAR 'N VINNIGE DUIK IN KOOKWATER LAAT NIKS AAN DIE TOEVAL OOR NIE, NET OM VEILIG TE WEES - EN BEÏNVLOED NIE DIE GEUR OF TEKSTUUR VAN DIE GARNALE NIE.

- 1 pond vars of bevrore medium garnale, geskil en ontwater, sterte verwyder
- Halwe komkommer, geskil, ontkern en gekap
- 1 koppie gekapte seldery
- Halwe klein rooi ui, fyn gekap
- 1-2 jalapeños, ontpit en gekap (sien<u>wenk</u>)
- ½ koppie vars lemmetjiesap
- 2 Roma tamaties in blokkies gesny
- 1 avokado in die helfte gesny, ontpit, geskil en in blokkies gesny
- ¼ koppie vars koljander
- 3 eetlepels olyfolie
- ½ teelepel swartpeper

1. Ontdooi die garnale as dit gevries is. Skil en sny die garnale; verwyder die sterte. spoel die garnale af; Vee droog met 'n papierhanddoek.

2. Vul 'n groot pan halfpad met water. Dit kook. Plaas die garnale in kookwater. Kook onbedek vir 1-2 minute of totdat die garnale ondeursigtig word. kanaal. Laat die garnale onder koue water hardloop en dreineer weer. Sny die garnale in blokkies.

3. In 'n ekstra groot nie-reaktiewe bak, kombineer die garnale, komkommer, seldery, ui, jalapeño en lemmetjiesap. Bedek en verkoel een of twee keer vir 1 uur.

4. Roer die tamaties, avokado, koljander, olyfolie en swartpeper by. Bedek en laat staan by kamertemperatuur vir 30 minute. Roer versigtig voor opdiening.

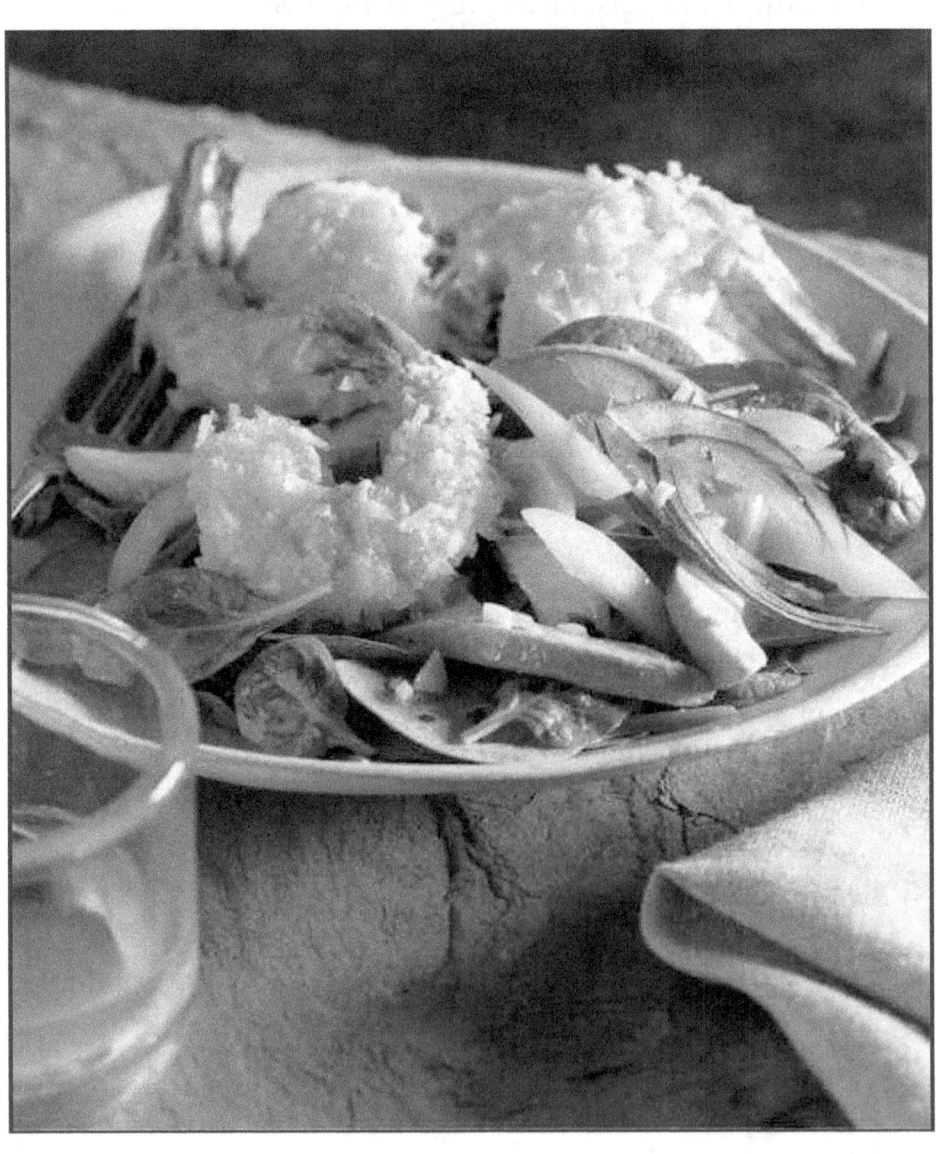

KLAPPER GARNALE SPINASIE SLAAI

VOORBEREIDING: Bak vir 25 minute: 4 porsies vanaf 8 minute<u>FOTO</u>

KOMMERSIEEL VERVAARDIGDE OLYFOLIE SPUITKANNETJIESKAN GRAANALKOHOL, LESITIEN EN RYSMIDDELS BEVAT—NIE 'N GOEIE MENGSEL AS JY PROBEER OM SKOON, REGTE KOS TE EET EN GRAAN, ONGESONDE VETTE, PEULGEWASSE EN SUIWELPRODUKTE TE VERMY NIE. DIE OLIESKROP GEBRUIK SLEGS LUG OM 'N FYN SPROEI OLIE TE LEWER – IDEAAL OM KLAPPER-DOP-GARNALE LIGGIES TE BEDEK VOORDAT DIT GEBRAAI WORD.

- 1½ pond vars of bevrore ekstra groot garnale in hul doppe
- Misto-spuitbottel gevul met ekstra suiwer olyfolie
- 2 eiers
- ¾ koppie onversoete gerasperde klapper of gerasperde klapper
- ¾ koppie amandelmeel
- ½ koppie avokado-olie of olyfolie
- 3 eetlepels vars suurlemoensap
- 2 eetlepels vars lemmetjiesap
- 2 klein knoffelhuisies, fyn gekap
- ⅛-¼ teelepel fyngemaakte rooipeper
- 8 koppies vars babaspinasie
- 1 medium avokado in die helfte gesny, ontpit, geskil en in dun skywe gesny

1 klein oranje of geel soetrissie, in dun, happiegrootte repies gesny

½ koppie rooi ui

1. Ontdooi die garnale as dit gevries is. Skil en onttrek die garnale, laat die sterte ongeskonde. spoel die garnale af; Vee droog met 'n papierhanddoek. Voorverhit oond tot 450°F. Voer 'n groot bakplaat met aluminiumfoelie uit; Smeer die foelie liggies met olie uit die Misto-bottel; sit dit eenkant.

2. Klits die eiers in 'n vlak bak met 'n vurk. Meng die klapper en amandelmeel in 'n ander plat bak. Doop garnale in eier en draai om om te bedek. Doop in klappermengsel en druk om te bedek (los die stert onbedek). Plaas die garnale in 'n enkele laag op die voorbereide bakplaat. Smeer die bokant van die garnale met die olie uit die Misto-fles.

3. Bak vir 8-10 minute of totdat die garnale ondeursigtig is en die laag ligbruin is.

4. Vir die slaaisous, meng die avokado-olie, suurlemoensap, lemmetjiesap, knoffel en fyngemaakte rooipeper in 'n klein messelpot. Bedek en skud goed.

5. Vir die slaaie, verdeel die spinasie in vier bakkies. Top met avokado, soetrissie, rooi ui en garnale. Bedruip met sous en sit dadelik voor.

TROPIESE GARNALE EN KAMMOSSEL CEVICHE

VOORBEREIDING:Inleg vir 20 minute: 30-60 minute
opbrengs: 4-6 porsies

KOEL EN LIGTE CEVICHE IS 'N WONDERLIKE GEREGVIR 'N WARM SOMER NAG. MET SPANSPEK, MANGO, SERRANO BRANDRISSIE, VINKEL EN MANGO-LEMMETJIESLAAISOUS (SIEN<u>RESEP</u>), DIT IS 'N SOET EN WARM WEERGAWE VAN DIE OORSPRONKLIKE.

- 1 pond vars of bevrore mossels
- 1 pond vars of bevrore groot garnale
- 2 koppies heuningdou spanspek in blokkies gesny
- 2 medium mango's, ontpit, geskil en gekap (sowat 2 koppies)
- 1 vinkelkop gesny, in kwarte gesny, ontpit en in dun skywe gesny
- 1 medium rooi soetrissie, gekap (ongeveer ¾ koppie)
- 1-2 serrano-rissies, ontpit en in dun skywe gesny soos verlang (sien<u>wenk</u>)
- ½ koppie lig verpakte vars koljander, gekap
- 1 resep vir Mango Lime slaaisous (sien<u>resep</u>)

1. Ontdooi kammossels en garnale as dit gevries is. Sny die kammossels horisontaal in die helfte. Skil die garnale, dreineer dit en sny dit horisontaal in die helfte. Spoel mossels en garnale af; Vee droog met 'n papierhanddoek. Vul 'n groot pan driekwart vol met water. Dit kook. Voeg garnale en mossels by; Kook 3-4 minute of totdat garnale en sint-jakobsschelp

ondeursigtig is; dreineer en spoel af met koue water om vinnig af te koel. Dreineer goed en hou eenkant.

2. In 'n ekstra groot bak, kombineer die spanspek, mango, vinkel, soetrissie, serrano chili en koriander. Voeg mango-lemmetjieslaaisous by; Gooi liggies om te bedek. Roer die gaar garnale en kammossels versigtig by. Marineer in die yskas vir 30-60 minute voor opdiening.

JAMAIKAANSE GARNALE MET AVOKADO-OLIE

VAN BEGIN TOT EINDE:20 minute voorbereidingstyd: 4 porsies

ALTESAAM 20 MINUTE NA DIE TAFELHIERDIE GEREG IS NOG 'N DWINGENDE REDE OM GESOND TE EET OP SELFS DIE BESIGSTE AANDE BY DIE HUIS.

- 1 pond vars of bevrore medium garnale
- 1 koppie gekapte geskilde mango (1 medium)
- ⅓ koppie dun gesnyde rooi ui, in skywe gesny
- ¼ koppie vars koljander
- 1 eetlepel vars lemmetjiesap
- 2-3 eetlepels Jamaikaanse jerk speserymengsel (sienresep)
- 1 eetlepel ekstra suiwer olyfolie
- 2 eetlepels avokado-olie

1. Ontdooi die garnale as dit gevries is. Meng die mango, ui, koljander en lemmetjiesap in 'n medium bak.

2. Skil en onttrek die garnale. spoel die garnale af; Vee droog met 'n papierhanddoek. Plaas die garnale in 'n medium bak. Sprinkel Jamaikaanse geurmiddels oor. gooi om alle kante van garnale te bedek.

3. Verhit olyfolie in 'n groot, kleefvrye pan oor medium-hoë hitte. voeg garnale by; kook en roer vir sowat 4 minute of tot ondeursigtig. Bedruip die garnale met

avokado-olie en sit voor saam met die mangomengsel.

GARNALE MET VERLEPTE SPINASIE EN RADICCHIO

VOORBEREIDING:15 minute kook: 8 minute voorbereiding: 3 porsies

"SCAMPI" VERWYS NA 'N KLASSIEKE RESTAURANTGEREGGROOT GARNALE SOTEER OF GEBRAAI IN BOTTER, MET BAIE KNOFFEL EN SUURLEMOEN. HIERDIE HEERLIKE OLYFOLIE-WEERGAWE IS PALEO-GOEDGEKEUR- EN VOEDINGSWAARDE VERBETER MET 'N VINNIGE ROERBRAAI VAN RADICCHIO EN SPINASIE.

- 1 pond vars of bevrore groot garnale
- 4 eetlepels ekstra suiwer olyfolie
- 6 knoffelhuisies, fyn gekap
- ½ teelepel swartpeper
- ¼ koppie droë witwyn
- ½ koppie gekapte vars pietersielie
- ½ kop radicchio, ontpit en in dun skywe gesny
- ½ teelepel fyngemaakte rooipeper
- 9 koppies babaspinasie
- suurlemoenskywe

1. Ontdooi die garnale as dit gevries is. Skil en onttrek die garnale, laat die sterte ongeskonde. Verhit 2 eetlepels olyfolie oor medium-hoë hitte in 'n groot pan. Voeg garnale, 4 huisies gemaalde knoffel en swartpeper by. Kook en roer vir sowat 3 minute of totdat die garnale ondeursigtig word. Plaas die garnalemengsel in 'n bak.

2. Voeg witwyn by die pan. Roer en kook sodat die bruin knoffel van die bodem van die pan oplos. Gooi wyn oor garnale; gooi dit saam. Roer die pietersielie by. Bedek losweg met foelie om warm te bly; sit dit eenkant.

3. Gooi die oorblywende 2 eetlepels olyfolie, die oorblywende 2 knoffelhuisies, die radicchio en die fyngemaakte rooi soetrissie in die pan. Kook en roer oor medium-hoë hitte vir 3 minute of totdat die radicchio net begin verlep. Roer die spinasie versigtig by. kook en roer vir nog 1-2 minute of totdat die spinasie verlep.

4. Om voor te sit, verdeel die spinasiemengsel oor drie borde. Top met garnale mengsel. Sit voor met suurlemoenwiggies om oor die garnale en groente uit te druk.

KRAPSLAAI MET AVOKADO, POMELO EN JICAMA

VAN BEGIN TOT EINDE:30 minute voorbereiding: 4 porsies

JUMBO KNOP OF RUGVIN KRAPVLEIS IS DIE BESTE VIR HIERDIE SLAAI. GROOT STUKKE KRAPVLEIS KAN GOED IN SLAAIE GEBRUIK WORD. BACKFIN IS 'N MENGSEL VAN GEBREEKTE STUKKE JUMBO-KRAPVLEIS EN KLEINER STUKKE KRAPVLEIS VAN DIE KRAPLYF. ALHOEWEL DIE AGTERVLERK KLEINER AS DIE GROOT KRAP IS, WERK DIT GOED. NATUURLIK IS VARS DIE BESTE, MAAR ONTDOOIDE BEVRORE GARNALE IS 'N GOEIE KEUSE.

- 6 koppies babaspinasie
- ½ medium jicama, geskil en gesny*
- 2 pienk of robyn pomelo's, geskil, ontpit en gekap**
- 2 klein avokado's in die helfte gesny
- 1 pond jumbo klont of dorsale vin krapvleis
- Basiliekruid-pomelosous (sien resep regs)

1. Verdeel die spinasie tussen vier bakkies. Top met jicama, pomeloskywe en gemengde vrugtesap, avokado en krapvleis. Bedruip met basiliekruidpomelosous.

Basiliekruid-pomelosous: Meng ⅓ koppie ekstra suiwer olyfolie in 'n fles; ¼ koppie vars pomelosap; 2 eetlepels vars lemoensap; ½ klein skuit, fyn gekap; 2 eetlepels fyngekapte vars basiliekruid; ¼ teelepel fyngedrukte rooipeper; en ¼ teelepel swartpeper. Bedek en skud goed.

*Wenk: 'n Julienneskiller sny die jicama vinnig in dun repies.

**Wenk: Om 'n pomelo te sny, sny 'n sny van die stingelpunt en onderkant van die vrug af. Plaas dit vertikaal op 'n werkoppervlak. Sny die vrugte in afdelings, van bo na onder, volgens die geronde vorm van die vrugte om die skil in repe te verwyder. Hou die vrugte oor 'n bak en gebruik 'n knipmes om die middel van die vrugte aan die kant van elke segment af te sny om die pulp te skei. Sit die skywe met die opgehoopte sap in 'n bak. gooi die murg weg.

CAJUN KREEFSTERT KOOK MET DRAGON AIOLI

VOORBEREIDING:20 minute kook: 30 minute voorbereiding: 4 porsies<u>FOTO</u>

VIR 'N ROMANTIESE AANDETE VIR TWEE,HIERDIE RESEP KAN MAKLIK GEHALVEER WORD. GEBRUIK 'N BAIE SKERP KOMBUISSKÊR OM DIE DOP VAN DIE KREEFSTERT AF TE SNY EN BY DIE RYK VLEIS UIT TE KOM.

- 2 resepte vir Cajun-geurmiddels (sien<u>resep</u>)
- 12 knoffelhuisies, geskil en in die helfte gesny
- 2 suurlemoene in die helfte gesny
- 2 groot wortels, geskil
- 2 stokkies seldery, geskil
- 2 vinkel uie, in dun skywe gesny
- 1 kilo heel sampioene
- 4 7-8 onse Maine-kreefsterte
- 4 x 8-duim bamboes spiese
- ½ koppie paleo aïoli (knoffelmayonnaise) (sien<u>resep</u>)
- ¼ koppie Dijon-mosterd (sien<u>resep</u>)
- 2 eetlepels vars dragon of pietersielie

1. In 'n 8-kwart-pot, kombineer 6 koppies water, Cajun-speserye, knoffel en suurlemoen. dit kook; Laat dit vir 5 minute kook. Verlaag die hitte om die vloeistof tot kookpunt te bring.

2. Sny die wortel en seldery dwars in vier dele. Voeg wortels, seldery en vinkel by vloeistof. Bedek en kook vir 10 minute. voeg sampioene by; bedek en kook vir

5 minute. Gebruik 'n gaatjieslepel en plaas die groente in 'n bak. hou dit warm.

3. Begin by die lyfkant van elke kreefstert, steek 'n toetspen tussen die vleis en die dop, amper tot by die punt van die stert. (Dit sal keer dat die stert opkrul terwyl dit kook.) Verlaag hitte. Kook die kreefsterte in die skaars prutende vloeistof in die pan vir 8 tot 12 minute, of totdat die dop helderrooi is en die vleis sag is as dit met 'n vurk deurboor word. Verwyder die kreef uit die kookvloeistof. Hou die kreefstert met 'n kombuishanddoek vas en verwyder en gooi die sosatiestokkies weg.

4. Meng paleo-aioli, Dijon-mosterd en dragon in 'n klein bakkie. Sit voor saam met kreef en groente.

CLAM FRITES MET SAFFRAAN AÏOLI

VAN BEGIN TOT EINDE: NA 1¼ UUR: 4 DOSISSE

DIT IS 'N PALEO-WEERGAWE VAN DIE FRANSE KLASSIEKEMOSSELS GESTOOF IN WITWYN EN KRUIE, BEDIEN MET DUN EN BROS WIT AARTAPPELS. GOOI ENIGE MOSSELS WAT NIE TOEMAAK VOORDAT DIT GEKOOK WORD NIE—EN ENIGE MOSSELS WAT NIE SAL OOPMAAK NA KOOK NIE.

PASTINAAK PATAT
- 1½ pond pastinaak, geskil en in 3 x ¼-duim julienne-repies gesny
- 3 eetlepels olyfolie
- 2 knoffelhuisies, fyn gekap
- ¼ teelepel swartpeper
- ⅛ teelepel rooipeper

SAFFRAAN AIOLI
- ⅓ koppie paleo aïoli (knoffelmayonnaise) (sien resep)
- ⅛ teelepel saffraan, effens fyngedruk

DOP
- 4 eetlepels olyfolie
- ½ koppie fyngekapte salotte
- 6 knoffelhuisies, fyn gekap
- ¼ teelepel swartpeper
- 3 koppies droë witwyn
- 3 groot takkies plat pietersielie
- 4 pond mossels, skoongemaak en ontbeen*

¼ koppie gekapte vars Italiaanse pietersielie

2 eetlepels vars dragon (opsioneel)

1. Vir pastinaak-frites, voorverhit oond tot 450°F. Week die gesnyde pastinaak in genoeg koue water om dit vir 30 minute in die yskas te bedek. filtreer en droog met 'n papierhanddoek.

2. Voer 'n groot bakplaat met bakpapier uit. Plaas die pastinaak in 'n ekstra groot bak. Meng in 'n klein bak 3 eetlepels olyfolie, 2 knoffelhuisies gemaalde, ¼ teelepel swartpeper en rooipeper. Sprinkel die pastinaak oor en bedek. Versprei die pastinaak eweredig in die voorbereide pan. Bak, roer af en toe, vir 30-35 minute of tot sag en begin verbruin.

3. Vir die Aïoli Paleo, kombineer die aïoli en saffraan in 'n klein bakkie. Bedek en verkoel tot opdiening.

4. Verhit intussen, in 'n 6-8 liter-pot of Hollandse oond, 4 eetlepels olyfolie oor medium-hoë hitte. Voeg sjalotte, 6 knoffelhuisies en ¼ teelepel swartpeper by; kook sowat 2 minute of tot sag en verlep, roer gereeld.

5. Voeg wyn en pietersielietakkies by die pot; dit kook. Voeg mossels by en roer 'n paar keer. Prut styf bedek, terwyl jy twee keer liggies roer, vir 3-5 minute of totdat die dop oopgaan. Gooi onoopgemaakte skulpe weg.

6. Gebruik 'n groot skuimer en plaas mossels in vlak sopbakkies. Verwyder pietersielietakkies uit kookvloeistof en gooi weg; Gooi kookvloeistof oor die mossels. Garneer met gekapte pietersielie en dragon,

indien verkies. Sit dadelik voor met pastinaak-frites en saffraan-aïoli.

* Wenk: kook mossels op die dag van aankoop. As jy wildgeoeste mossels gebruik, week hulle vir 20 minute in 'n bak koue water om die sand en gruis uit te spoel. (Dit is nie nodig vir plaasmossels nie.) Skrop die mossels een vir een met 'n stywe borsel onder koue lopende water. Ongeveer 10-15 minute voor kook, ontpit die mossels. 'n Baard is 'n klein versameling vesels wat uit die dop kom. Om die baard te verwyder, gryp die tou tussen jou duim en wysvinger en trek dit na die skarnier. (Hierdie metode maak nie die mossel dood nie.) Jy kan ook tang of vistang gebruik. Maak seker dat die skulpe van elke mossel styf toe is. Wanneer die skulpe oop is, tik hulle saggies op die toonbank. Gooi skulpe weg wat nie binne 'n paar minute toemaak nie. Gooi skulpvis met gebarste of beskadigde skulpe weg.

GEBRAAIDE MOSSELS MET WORTELGEUR

VAN BEGIN TOT EINDE:30 minute voorbereiding: 4 porsiesFOTO

VIR DIE PRAGTIGE GOUE KORS,MAAK SEKER DIE OPPERVLAK VAN DIE SINT-JAKOBSSCHELP IS REGTIG DROOG - EN DIE PAN IS LEKKER WARM - VOORDAT DIT BY DIE PAN GEVOEG WORD. LAAT DIE SINT-JAKOBSSCHELP 2-3 MINUTE LANK BRAND SONDER OM DIT TE STEUR EN KONTROLEER DIT VERSIGTIG VOOR JY DIT OMDRAAI.

1 pond vars of bevrore mossels, droog met papierhanddoeke

3 medium beet, geskil en gekap

½ Granny Smith-appel, geskil en gekap

2 jalapeños met stingels, ontpit en gekap (sien wenk)

¼ koppie gekapte vars koriander

2 eetlepels gekapte rooi ui

4 eetlepels olyfolie

2 eetlepels vars lemmetjiesap

wit peper

1. Ontdooi die mossels as hulle gevries is.

2. Om die beetsous te maak, kombineer die beet, appel, jalapeño, koriander, ui, 2 eetlepels olyfolie en lemmetjiesap in 'n medium bak. Meng goed. Hou eenkant terwyl jy die sint-jakobsschelp berei.

3. Spoel die dop uit; Vee droog met 'n papierhanddoek. Verhit die oorblywende 2 eetlepels olyfolie oor

medium-hoë hitte in 'n groot pan. Voeg mossels by; Soteer vir 4-6 minute of tot goudbruin en skaars deurskynend aan die buitekant. Sprinkel die kammossels liggies met witpeper.

4. Om voor te sit, verdeel die wortelskywe eweredig tussen die opdienborde. Plaas kammossels bo-op. Bedien dadelik.

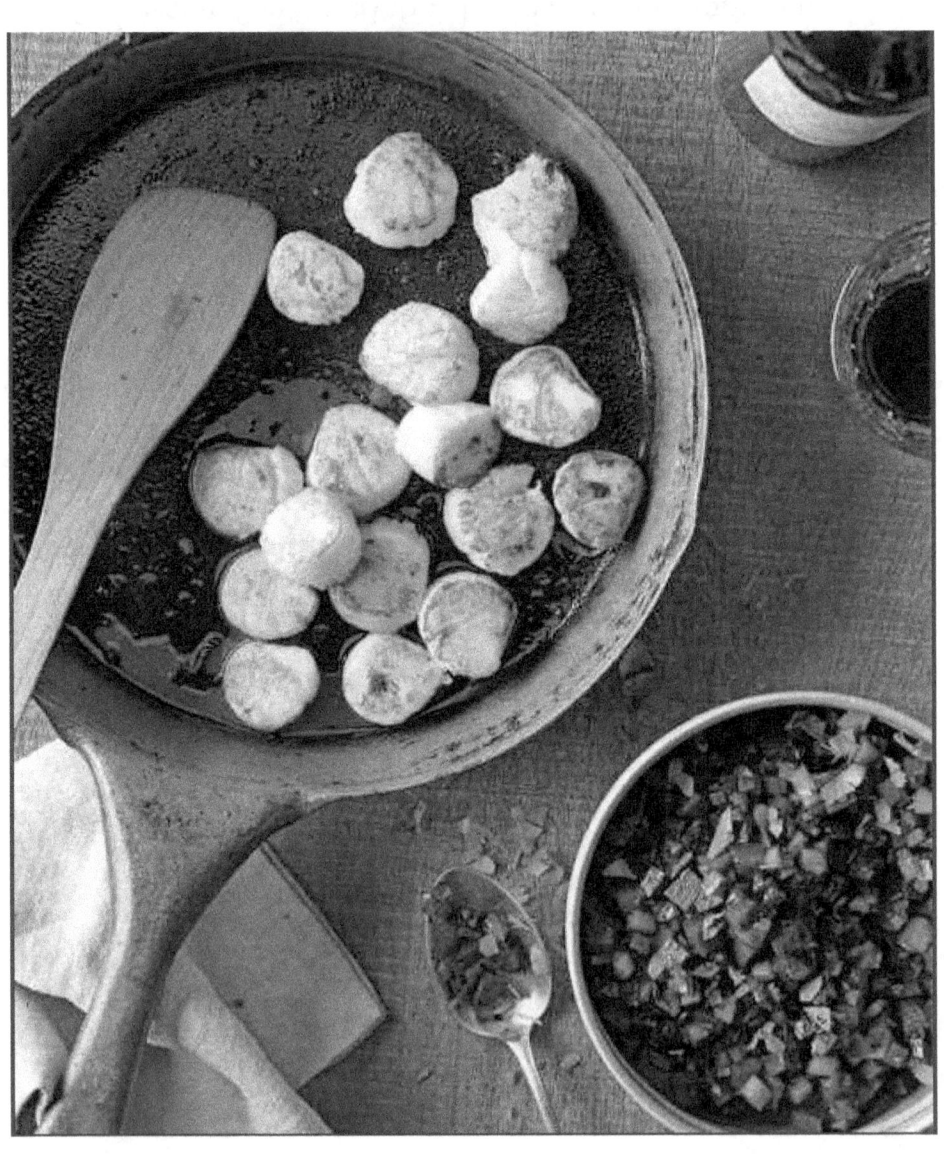

GEROOSTERDE SINT-JAKOBSSCHELP MET KOMKOMMERDILLE SALSA

VOORBEREIDING:35 minute koud: 1-24 uur rooster: 9 minute: 4 porsies

HIER IS 'N WENK OM DIE MEES ONGEREPTE AVOKADO'S TE KRY:KOOP HULLE WANNEER HULLE LIGGROEN EN FERM IS, LAAT HULLE DAN VIR 'N PAAR DAE OP DIE TOONBANK RYP WORD—TOTDAT HULLE NET EFFENS MEEGEE AS HULLE LIGGIES MET JOU VINGERS GEDRUK WORD. AS HULLE HARD EN ONRYP IS, SAL HULLE NIE OP PAD VAN DIE MARK AF BESKADIG WORD NIE.

- 12 of 16 vars of bevrore mossels (1¼ tot 1¾ pond totaal)
- ¼ koppie olyfolie
- 4 knoffelhuisies, fyn gekap
- 1 teelepel varsgemaalde swartpeper
- 2 medium zucchini, in die lengte gesny en in die helfte gesny
- ½ medium komkommer, in die lengte gehalveer en in dun skywe oorkruis gesny
- 1 medium avokado, gehalveer, ontpit, geskil en gekap
- 1 medium tamatie, ontkern, ontpit en gekap
- 2 teelepels gebraaide vars kruisement
- 1 teelepel gekapte vars dille

1. Ontdooi die mossels as hulle gevries is. Spoel die mossels af met koue water; Vee droog met 'n papierhanddoek. Meng 3 eetlepels olie, knoffel en ¾ teelepel peper in 'n groot bak. Voeg mossels by; Gooi

liggies om te bedek. Bedek en verkoel vir ten minste 1 uur of tot 24 uur, terwyl jy af en toe roer.

2. Smeer die helfte van die zucchini met die oorblywende 1 eetlepel olie. strooi eweredig met die oorblywende ¼ teelepel peper.

3. Dreineer die sint-jakobsschelp en gooi die marinade weg. Ryg twee 10- tot 12-duim-stokkies deur elke sint-jakobsschelp, gebruik 3 of 4 sint-jakobsschelpies vir elke sosatiestokkie, en laat ½ duim spasie tussen die sint-jakobsschelpies. * (As jy die kammossels aan twee sosatiestokkies ryg, sal hulle stabiel bly tydens rooster en draai.)

4. Vir 'n houtskool- of gasbraaier, plaas die kammosselkabobs en courgettehelftes direk op die rooster oor medium-hoë hitte. ** Bedek en rooster tot sint-jakobsschelp ondeursigtig is en courgette sag is. Laat staan vir 6-8 minute vir die mossels en 9-11 minute vir die zucchini.

5. Vir die salsa, kombineer die komkommer, avokado, tamatie, kruisement en dille in 'n medium bak. Meng versigtig. Plaas 1 kammossel op elk van die vier opdienborde. Sny die courgette dwars in die helfte en plaas saam met die sint-jakobsschelp op borde. Gooi die komkommermengsel eweredig oor die kammossels.

*Wenk: As jy houtstokkies gebruik, week dit in genoeg water om dit te bedek vir 30 minute voor gebruik.

** Vir rooster: Berei voor soos beskryf in stap 3. Plaas kabobs en courgettehelftes op 'n onverhitte rak in 'n pan. Kook 4-5 sentimeter weg van die hitte totdat die sint-jakobsschelp ondeursigtig is en die courgette sag is. Laat staan vir 6-8 minute vir die mossels en 10-12 minute vir die zucchini.

GEBAKTE MOSSELS MET TAMATIE, OLYFOLIE EN KRUIESOUS

VOORBEREIDING:20 minute kook: 4 minute voorbereiding: 4 porsies

DIE SOUS IS AMPER SOOS 'N WARM VINAIGRETTE. MENG OLYFOLIE, GEKAPTE VARS TAMATIES, SUURLEMOENSAP EN KRUIE EN VERHIT BAIE SAG – NET GENOEG OM DIE GEURE TE KOMBINEER – SIT DAN VOOR SAAM MET GEBRAAIDE SINT-JAKOBSSCHELP EN 'N KRAKERIGE SONNEBLOMSAADSLAAI.

KAMMOSSELS EN SOUS
- 1 tot 1,5 pond groot vars of bevrore sint-jakobsschelp (ongeveer 12)
- 2 groot Roma-tamaties, geskil, ontpit en gekap
- ½ koppie olyfolie
- 2 eetlepels vars suurlemoensap
- 2 eetlepels gekapte vars basiliekruid
- 1-2 teelepels fyngekapte grasuie
- 1 eetlepel olyfolie

SLAAI
- 4 koppies sonneblomsaad
- 1 suurlemoen in skywe gesny
- Ekstra fynfilteerde olyfolie

1. Ontdooi die mossels as hulle gevries is. Spoel die dop uit; droog dit. Jy het my eenkant gesit.

2. Vir die sous, kombineer die tamaties, ½ koppie olyfolie, suurlemoensap, basiliekruid en grasuie in 'n klein kastrol. sit dit eenkant.

3. Verhit 1 eetlepel olyfolie in 'n groot pan oor medium-hoë hitte. Voeg mossels by; Kook vir 4-5 minute of tot bruin en ondeursigtig. Draai een keer halfpad deur kook.

4. Plaas die spruite in 'n bak vir die slaai. Druk suurlemoenringe oor die spruite en bedruip met 'n bietjie olyfolie. Gooi dit in die speletjie.

5. Verhit die sous oor lae hitte. nie om te kook nie. Om voor te sit, plaas sous in middel van bord; Plaas 3 kammossels bo-op. Sit voor saam met die spruiteslaai.

*Wenk: Om tamaties maklik te skil, plaas tamaties in 'n pan kookwater vir 30 sekondes tot 1 minuut of totdat die skille begin skeur. Verwyder die tamaties uit die kookwater en dompel dit dadelik in 'n bak yswater om die kookproses te stop. Wanneer die tamaties voldoende afgekoel het, trek die skil af.

BLOMKOOL GEROOSTER IN KOMYN MET VINKEL EN PÊREL UIE

VOORBEREIDING:15 minute kook: 25 minute voorbereiding: 4 porsies<u>FOTO</u>

DAAR IS IETS BESONDERS AANTREKLIKSOOR DIE KOMBINASIE VAN DIE GEROOSTERDE, AARDSE GEUR VAN GEROOSTERDE BLOMKOOL EN KOMYN. HIERDIE GEREG HET DIE BYKOMENDE SOETHEID VAN GEDROOGDE KORENTE. AS JY WIL, KAN JY DIT IN STAP 2 VERHIT MET ¼ TOT ½ TEELEPEL FYNGEDRUKTE ROOIPEPER, KOMYN EN KORENTE.

- 3 eetlepels ongeraffineerde klapperolie
- 1 medium blomkool, in blommetjies gesny (4-5 koppies)
- 2 vinkelkoppe, grof gekap
- 1½ koppies bevrore pêrel-uie, ontdooi en gedreineer
- ¼ koppie gedroogde korente
- 2 teelepels gemaalde komyn
- Vars dille gekap (opsioneel)

1. Verhit klapperolie in 'n ekstra groot pan oor medium-hoë hitte. Voeg die blomkool, vinkel en pêrel-uie by. Bedek en kook vir 15 minute, roer af en toe.

2. Verlaag hitte tot medium-laag. Voeg korente en komyn by pan; Kook onbedek vir sowat 10 minute, of totdat die blomkool en vinkel sag en goudkleurig is. Garneer met dille indien verkies.

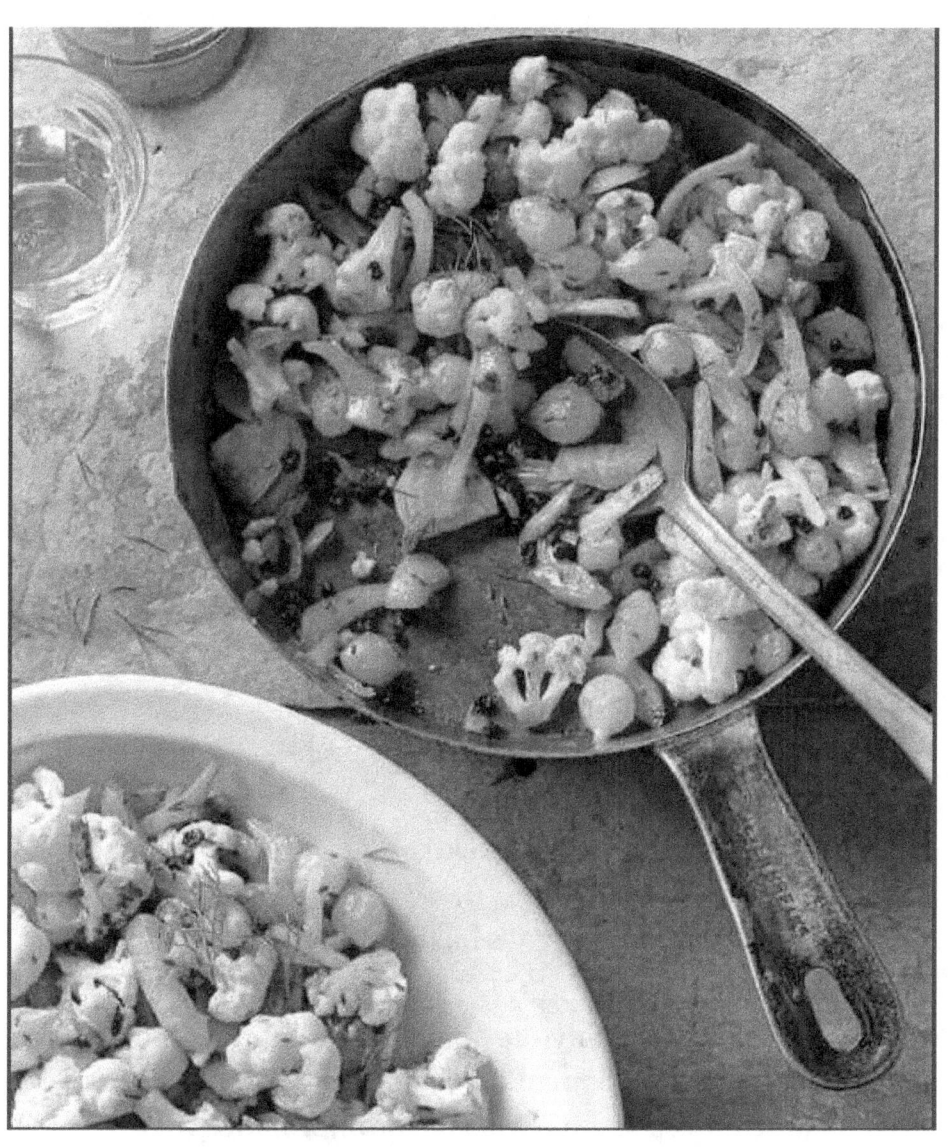

DIK TAMATIE EN EIERVRUG SOUS MET SPAGHETTI STAMPMIELIES

VOORBEREIDING: Bak 30 minute: afkoeling 50 minute: kook 10 minute: 10 minute voorbereiding: 4 porsies

HIERDIE PITTIGE GARNERING IS MAKLIK OM OM TE KEERVIR HOOFGEREG. VOEG ONGEVEER 1 POND GEKOOKTE BEESVLEIS OF BISON BY DIE EIERVRUG-TAMATIEMENGSEL NADAT DIT MET 'N LIGTE AARTAPPELDRUKKER OPGEBREEK IS.

- 1 2-2,5 kilo spaghetti stampmielies
- 2 eetlepels olyfolie
- 1 koppie gekapte, geskil eiervrug
- ¾ koppie gekapte ui
- 1 klein rooi soetrissie, gekap (½ koppie)
- 4 knoffelhuisies, fyn gekap
- 4 medium-ryp tamaties, geskil en grof gekap na smaak (sowat 2 koppies)
- ½ koppie gerasperde vars basiliekruid

1. Voorverhit oond tot 375°F. Voer 'n klein bakplaat met bakpapier uit. Sny die spaghetti-pampoen in die helfte dwars. Gebruik 'n groot lepel en skraap alle sade en vesels uit. Plaas die stampmielies met gesnyde kant na onder op die voorbereide bakplaat. Bak onbedek vir 50-60 minute of tot die pampoen sag is. Laat sowat 10 minute op 'n draadrak afkoel.

2. Verhit olyfolie in 'n groot pan oor medium-hoë hitte. Voeg ui, eiervrug en peper by; Kook vir 5-7 minute of tot die groente sag is, roer af en toe. Voeg knoffel by; kook en roer vir nog 30 sekondes. Voeg tamaties by; Kook vir 3-5 minute of tot die tamaties sag is, roer af en toe. Druk die mengsel effens fyn met 'n aartappeldrukker. Roer die helfte van die basiliekruid by. Bedek en kook vir 2 minute.

3. Gebruik 'n oondwant of 'n handdoek om die stampmielies vas te hou. Skraap die pampoenpuree in 'n medium bak met 'n vurk. Verdeel die stampmielies tussen vier bakkies. Bedek eweredig met die sous. Sprinkel die oorblywende basiliekruid oor.

GEVULDE PORTOBELLO-SAMPIOENE

VOORBEREIDING:Bak 35 minute: kook 20 minute: 7 minute voorbereiding: 4 porsies

OM DIE VARSSTE PORTOBELLO'S TE KRY,SOEK VIR SAMPIOENE MET HUL STINGELS NOG ONGESKONDE. DIE KIEUE MOET KLAM WEES, MAAR NIE NAT OF SWART NIE EN GOED GESPASIEER WEES. OM ALLE SOORTE SAMPIOENE VOOR TE BEREI, VEE DIT AF MET 'N EFFENS KLAM PAPIERHANDDOEK. MOET NOOIT SAMPIOENE IN WATER DOMPEL OF ONDERDOMPEL NIE - HULLE SAL BAIE ABSORBEREND, PAP EN SOP WORD.

- 4 groot Portobello-sampioene (sowat 1 pond totaal)
- ¼ koppie olyfolie
- 1 eetlepel rokerige geurmiddels (sien<u>resep</u>)
- 2 eetlepels olyfolie
- ½ koppie gekapte sjalotte
- 1 eetlepel gemaalde knoffel
- 1 pond Chard, gesteel en gekap (ongeveer 10 koppies)
- 2 teelepels Mediterreense speserye (sien<u>resep</u>)
- ½ koppie gekapte radyse

1. Voorverhit oond tot 400°F. Verwyder stingels van sampioene en bewaar vir stap 2. Skraap die kieue van die doppies af met die punt van 'n lepel. gooi die kieue weg. Plaas die sampioendoppies in 'n 3-kwart reghoekige oondbak. Smeer beide kante van die sampioene met ¼ koppie olyfolie. Draai die sampioendop om sodat die stamkant na bo wys.

Sprinkel rokerige geurmiddels oor. Bedek die skinkbord met aluminiumfoelie. Bak bedek vir sowat 20 minute of tot sag.

2. Kap intussen die gereserveerde sampioenstingels; sit dit eenkant. Om chard te maak, verwyder die dik ribbes van die blare en gooi weg. Sny die aartappelblare in klein stukkies.

3. In 'n ekstra groot pan, verhit 2 eetlepels olyfolie oor medium-hoë hitte. Voeg sjalotte en knoffel by; bring tot kookpunt en roer vir 30 sekondes. Voeg die gekapte sampioenstingels, die gekapte Snybyt en die Mediterreense speserye by. Kook onbedek vir 6-8 minute, of tot die chard sag is, roer af en toe.

4. Smeer die chardmengsel oor die sampioendoppies. Drup die oorblywende vloeistof in die oondbak oor die gevulde sampioene. Gekapte radyse bo-op.

GEBRAAIDE RADICCHIO

VOORBEREIDING: 20 minute kook: 15 minute voorbereiding: 4 porsies

RADICCHIO IS DIE GEREG WAT DIE MEESTE GEËET WORDAS DEEL VAN 'N SLAAI OM 'N AANGENAME BITTERHEID BY DIE MENGSEL VAN GROENTE TE VOEG – MAAR DIT KAN OOK OP SY EIE GEBAK OF GEROOSTER WORD. 'N EFFENSE BITTERHEID IS INHERENT AAN RADICCHIO, MAAR JY WIL NIE HÊ DIT MOET TE STERK WEES NIE. SOEK KLEINER KOPPE MET BLARE WAT VARS EN BROS IS – NIE VERLEP NIE. DIE GESNYDE PUNT KAN EFFENS BRUIN WEES, MAAR DIE MEESTE VAN DIE TYD MOET DIT WIT WEES. IN HIERDIE RESEP VOEG 'N SKEUT BALSAMIESE ASYN 'N BIETJIE SOET BY VOOR OPDIENING.

- 2 groot koppe radicchio
- ¼ koppie olyfolie
- 1 teelepel Mediterreense speserye (sien<u>resep</u>)
- ¼ koppie balsamiese asyn

1. Voorverhit oond tot 400°F. Kwartier die radicchio, laat van die klip daarop (daar moet 8 wiggies wees). Smeer die gesnyde kant van die radicchio-skywe met olyfolie. Plaas die snye met die gesig na onder op 'n bakplaat. Sprinkel Mediterreense geurmiddels oor.

2. Bak vir ongeveer. Bak vir 15 minute of totdat die radicchio verlep is, draai een keer halfpad deur kook. Rangskik die radicchio op 'n opdienbord. Bedruip met balsamiese asyn; bedien dadelik.

www.ingramcontent.com/pod-product-compliance
Lightning Source LLC
Chambersburg PA
CBHW050352120526
44590CB00015B/1656